目次

4 耳の聞こえがどんどんよくなる！ **あなたに最適の「1分体操」一覧**

第1章

最新情報 **難聴は認知症を招く最大リスクと判明！**
世界で難聴者が4億人を超え放置は危険とWHOも警鐘！
元国際医療福祉大学医学部耳鼻咽喉科教授 **中川雅文**ほか 5

6 コロナ禍でマスクをした相手の声がうまく聞き取れず、聞こえにくさを自覚する人が急増
8 国際アルツハイマー病委員会が発表！中年期の難聴は認知症を招く12のリスク要因の筆頭
10 聞こえにくさを放置すると認知症の発症に関与する悪玉物質が脳にたまりやすいとわかった
12 地球上の11億人が難聴の危機に直面している！WHOも本気で聞こえを守る対策に乗り出した
14 耳と脳と自律神経を整えれば聞こえにくさは軽減でき、人間関係もよくなり生き生きライフが実現！
15 ジージーキーンという耳鳴りや難聴に悩む人が急増中で、5大原因は冷え・加齢・メタボ・むくみ・酸欠
17 耳鳴り・難聴・めまいは原因がわかれば克服でき、原因も改善に役立つセルフケアもわかるチェック表を公開

第2章

耳トレ① **冷えや血流不足による耳鳴り・聞こえにくさが改善！**
血流を促し中耳の硬直を取る「1分リズム耳つまみ」
元国際医療福祉大学医学部耳鼻咽喉科教授 **中川雅文** 19

20 耳は肝臓や腎臓と同様に大量の血液が必要な臓器で、冷えで血流が滞ると内耳の機能が衰えやすい
22 耳鳴りの原因は難聴だけではない！首冷えによる耳鳴りはネックウォーマーで解消しよう
24 やったその場で耳が温まり聞こえにくさも耳鳴りも改善！中耳のこわばりを取る「1分リズム耳つまみ」
26 ●耳トレ❶「1分リズム耳つまみ」のやり方

31 1分リズム耳つまみで耳をほぐせば血流がよくなり、外耳道のたるみが和らぎ聞こえもスッキリ！
33 耳鳴りを和らげる急所が耳裏にあり、わずか1分の「耳裏ほぐし」で内耳の血流はぐんと促される
34 ●耳トレ②「1分耳裏ほぐし」のやり方
36 耳鳴り・めまい予防に効果絶大！首や肩のこりをほぐして自律神経まで整える「寝たままストレッチ」
38 ●耳トレ③「寝たまま1分首倒し」のやり方
40 ●耳トレ④「寝たまま1分股関節エクサ」のやり方
41 酸欠と自律神経の乱れによる耳鳴りやめまいを鎮める簡単なマインドフルネス「4・4・4呼吸」
42 ●耳トレ⑤「4・4・4呼吸」のやり方

第3章 **耳トレ② 加齢による耳鳴り・難聴に効く！衰えた内耳や聴神経の働きを高め自律神経も整う「朝の1分耳すまし」**

元国際医療福祉大学医学部耳鼻咽喉科教授 中川雅文 45

46 加齢とともに進む難聴の要因は主に8つあり、騒音をさけるなどの対策で発症も悪化も防げる
48 加齢やストレスによる自律神経の乱れを整え耳の不調を改善！一日のスタートに最適な「朝の1分耳すまし」
49 ●耳トレ⑥「朝の1分耳すまし」のやり方
51 耳鳴りや聞こえにくさは頭の筋肉のこりでも年々起こりやすくなり「側頭筋ほぐし」なら頭痛まで軽快！
52 ●耳トレ⑦「側頭筋ほぐし」のやり方
55 耳と直結する表情筋を大きく動かし、聞こえの悪さもシワ・たるみも退ける「声出し笑い1分エクサ」
56 ●耳トレ⑧「声出し笑い1分エクサ」のやり方
58 自律神経が集中する首の筋肉をほぐして耳と心身の疲れを取る就寝前の「胸鎖乳突筋さすり」

59 ●耳トレ⑨「胸鎖乳突筋さすり」のやり方
61 聞こえがその場でよくなる!難聴や耳鳴りに効く耳のツボを効率よく刺激する「1分耳ツボマッサージ」
62 ●耳トレ⑩「1分耳ツボマッサージ」のやり方

第4章 内耳エクサ

メタボ・むくみによる耳鳴り・難聴は30分に1回立ち上がる「耳スクワット」で続々改善し、めまいも軽減!

埼玉医科大学客員教授 坂田英明 65

66 耳鳴り・難聴・めまいは運動不足でドロドロ血液になる「メタボ」、体内に水分が蓄積する「むくみ」で多発
68 特に座りっぱなしの姿勢は音を脳へ伝える有毛細胞や平衡感覚を担う内耳の三半規管の働きを弱める
70 有毛細胞は30分に1回立ち上がる「耳スクワット」で活気づき、耳鳴り・難聴の予防や改善に役立つ
72 ●内耳エクサ①「耳スクワット」のやり方
74 「1分しこ踏み」もやればメタボ・むくみが退き、三半規管や耳石が鍛えられてグルグルめまいも改善
76 ●内耳エクサ②「1分しこ踏み」のやり方
78 症例報告 酔っているようなフワフワとしためまいの症状が「1分しこ踏み」をやったら散歩ができるほど大幅改善
79 解説者紹介

耳の聞こえがどんどんよくなる!

あなたに最適の「1分体操」一覧

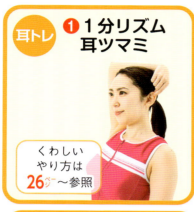

耳トレ ❶1分リズム耳ツマミ

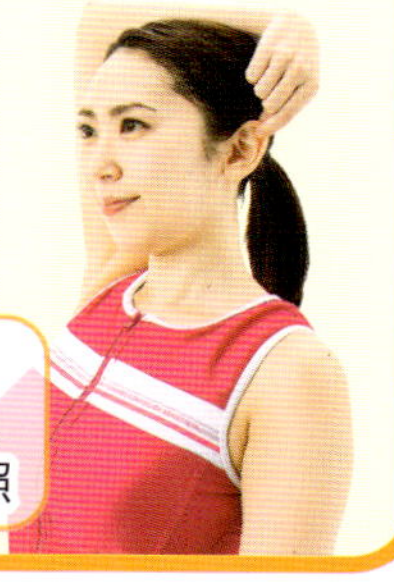

くわしいやり方は26ページ～参照

耳トレ ❷1分耳裏ほぐし

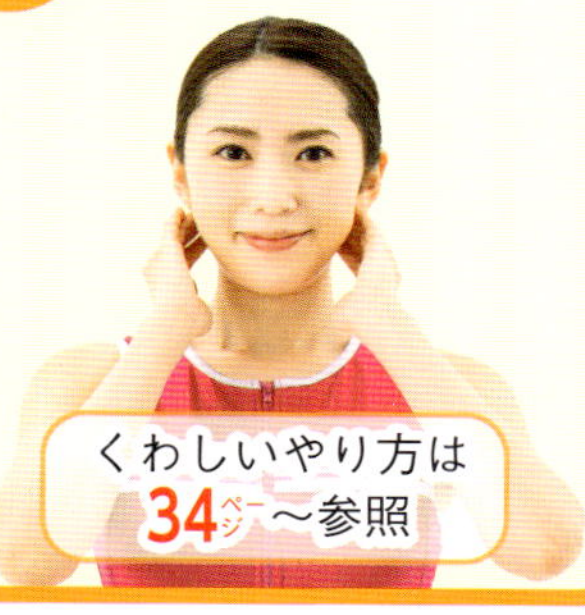

くわしいやり方は34ページ～参照

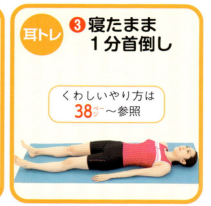

耳トレ ❸寝たまま1分首倒し

くわしいやり方は38ページ～参照

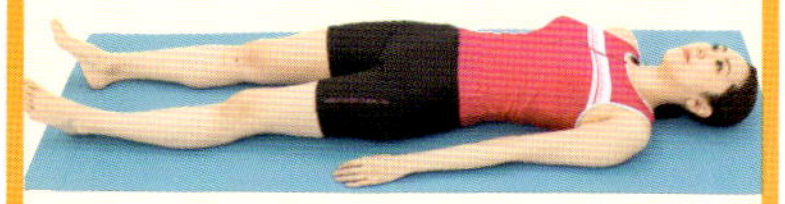

耳トレ ❹寝たまま1分股関節エクサ

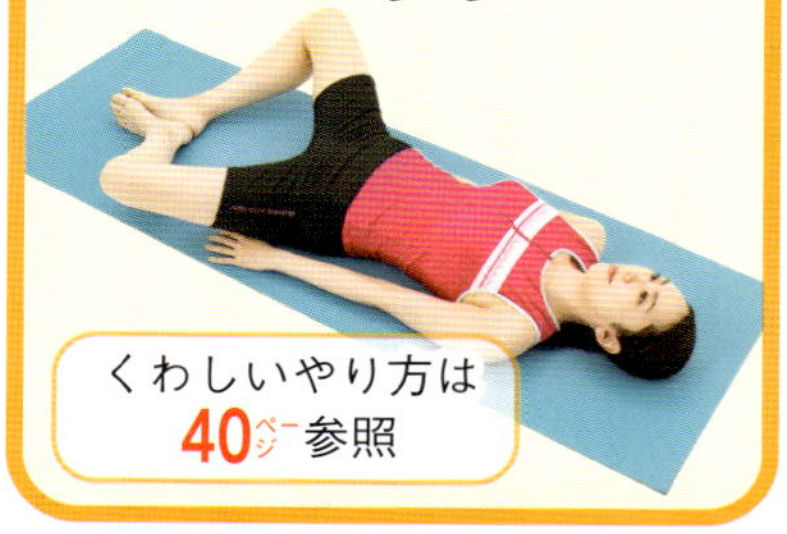

くわしいやり方は40ページ参照

耳トレ ❺4・4・4呼吸

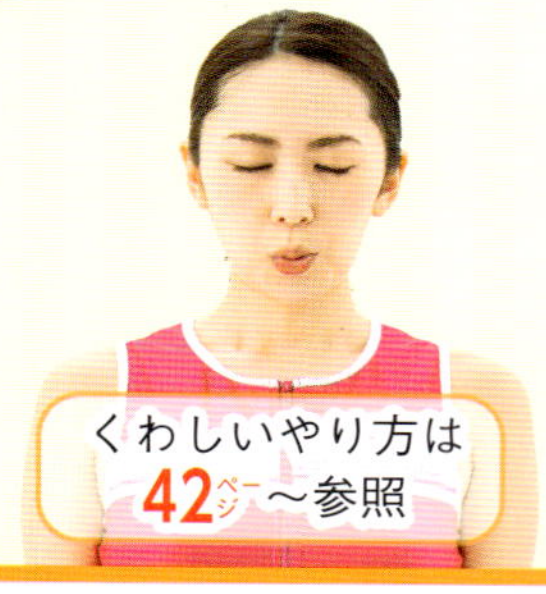

くわしいやり方は42ページ～参照

耳トレ ❻朝の1分耳すまし

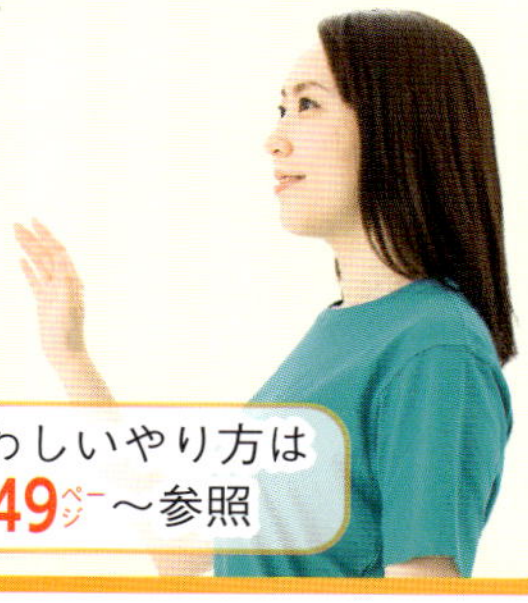

くわしいやり方は49ページ～参照

耳トレ ❼側頭筋ほぐし

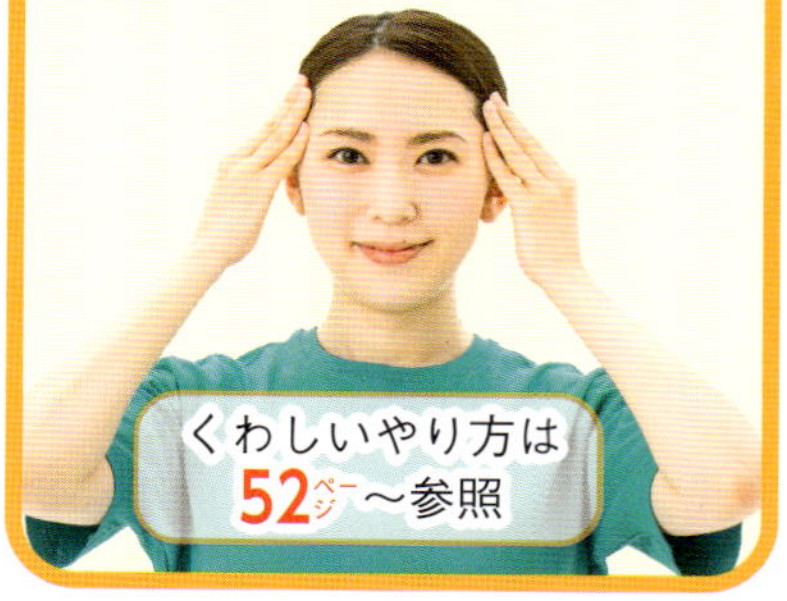

くわしいやり方は52ページ～参照

耳トレ ❽声出し笑い1分エクサ

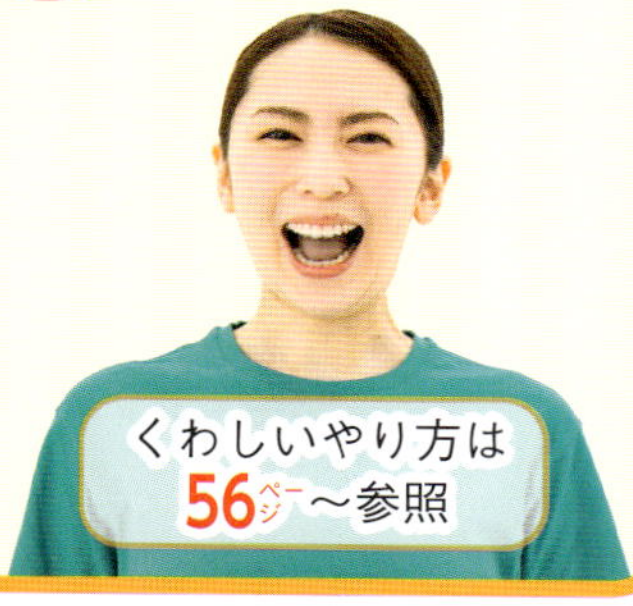

くわしいやり方は56ページ～参照

耳トレ ❾胸鎖乳突筋さすり

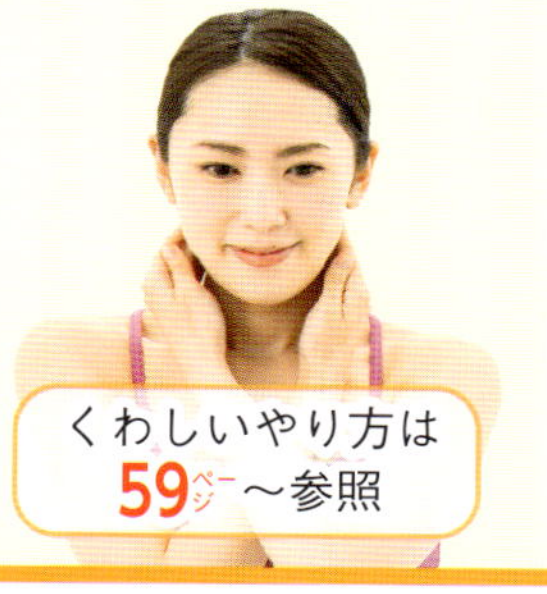

くわしいやり方は59ページ～参照

耳トレ ❿1分耳ツボマッサージ

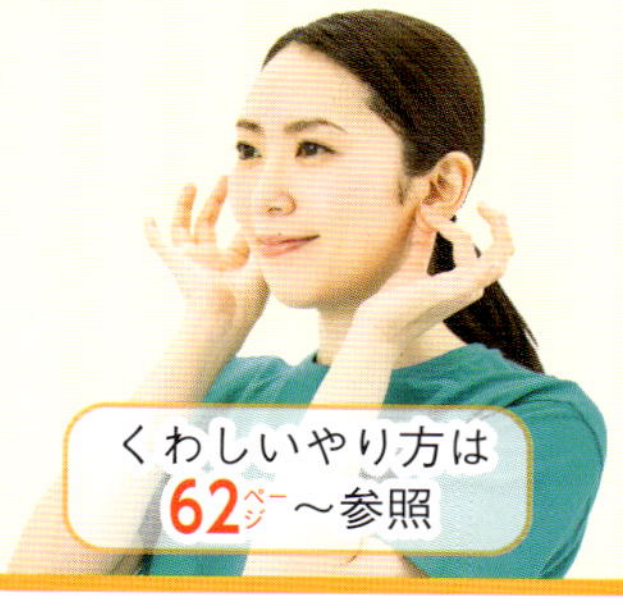

くわしいやり方は62ページ～参照

内耳エクサ ❶耳スクワット

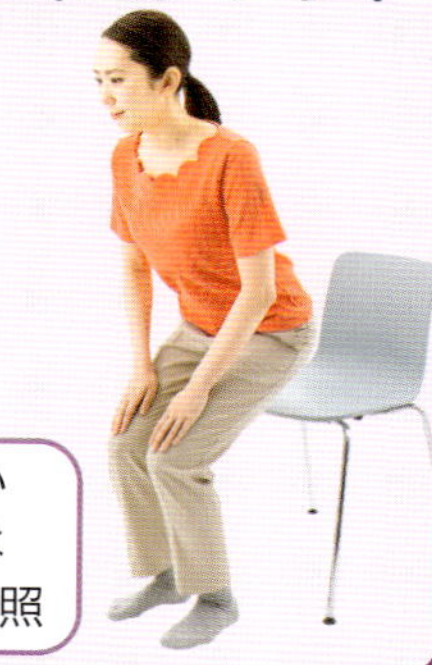

くわしいやり方は72ページ～参照

内耳エクサ ❷1分しこ踏み

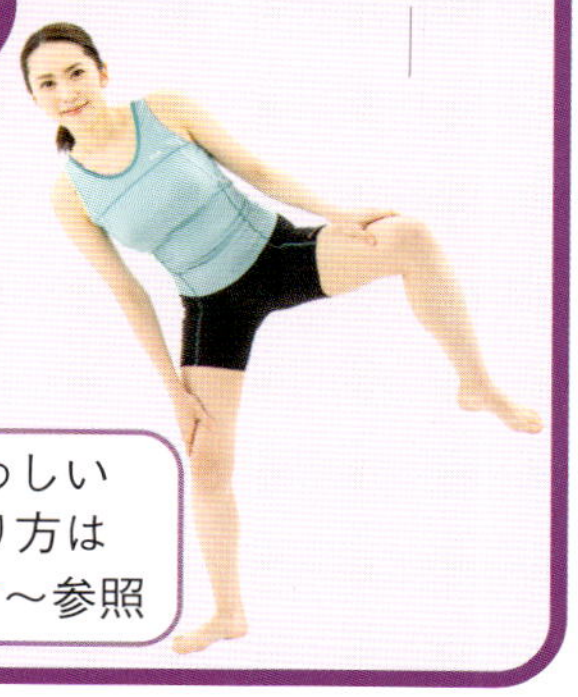

くわしいやり方は76ページ～参照

最新情報

第1章

難聴は認知症を招く最大リスクと判明！世界で難聴者が4億人を超え放置は危険とWHOも警鐘！

6～14ページ
元国際医療福祉大学医学部耳鼻咽喉科教授
中川雅文

15～18ページ
埼玉医科大学客員教授
川越耳科学クリニック院長
坂田英明

コロナ禍でマスクをした相手の声がうまく聞き取れず、聞こえにくさを自覚する人が急増

新型コロナウイルス感染症のパンデミック（コロナ禍《か》）が起こったとき、私たちの生活は一変。日常、次のような新しい生活様式が求められました。

●3密（密閉・密集・密接）をさける。
●ソーシャルディスタンス（社会的距離）を保つ。
●マスク・エチケット。

仲間や家族との食事でも、飲食店では「黙食」と「マスク会食」がマナー。テーブルにはアクリル板やビニールカーテンも設置されました。**こうしたコロナ禍の生活様式がもたらした「マスク・コミュニケーション社会」の中で、すべての世代の人が「聞こえにくさ」を訴えるようになりました。**

人と人とのコミュニケーションは、「声」だけでなく、相手の「表情」や「口の動き」「手振り・身振り」などからの情報も大事です。

しかし、コロナ禍のマスク・コミュニケーションで、相手の表情や口の動きなどの

コロナ禍で難聴に気づく人が急増

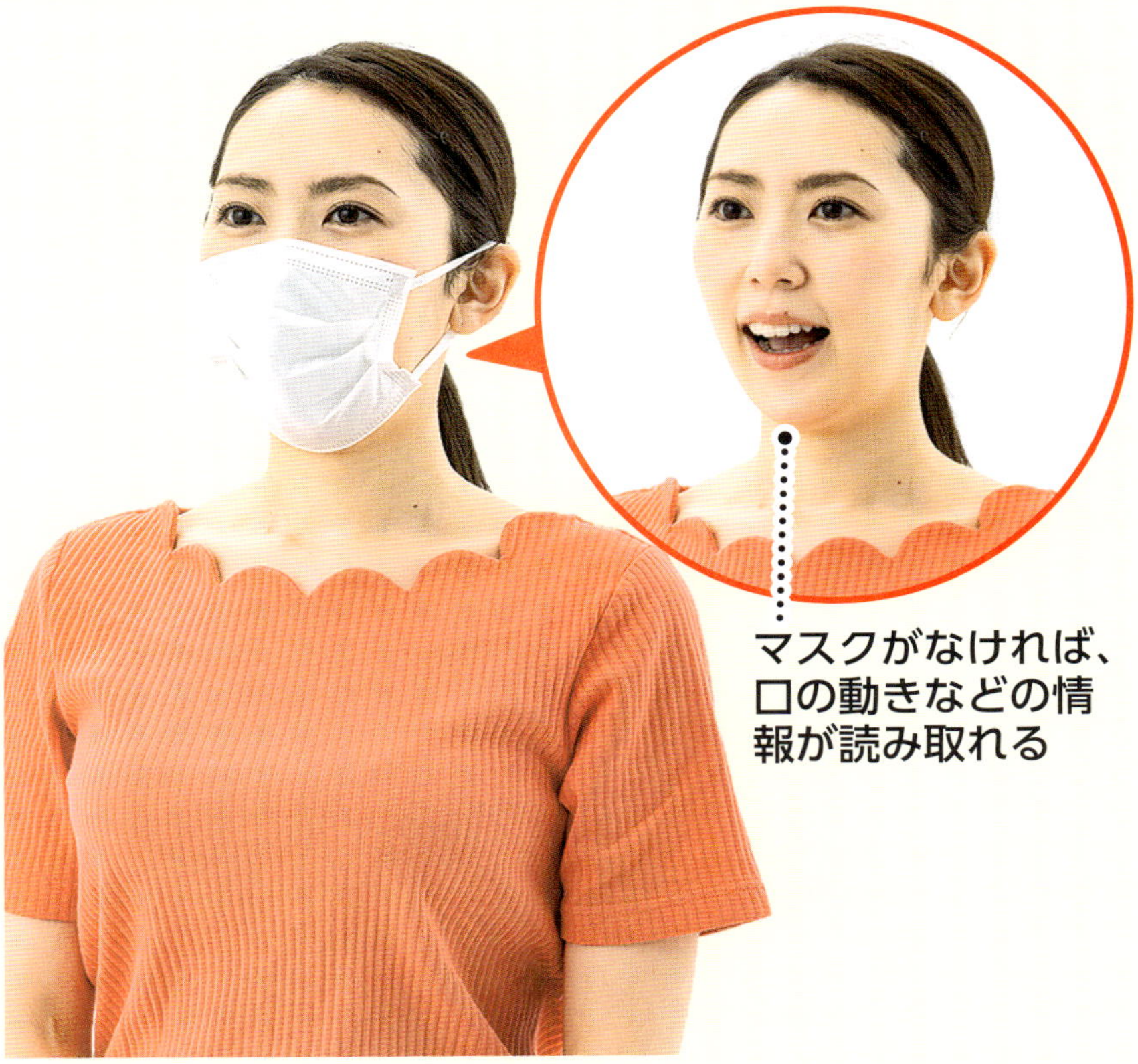
マスクがなければ、口の動きなどの情報が読み取れる

相手がマスクを着用していると口の動きなどの情報を読み取れなくなる。そのため、声がうまく聞き取れず、耳の不調に気づく人が多い。

情報を読み取れなくなりました。こうした情報が得られない分だけ、どうしても「声」の情報だけに頼ることになります。そのとき、聞こえのレベルが少し低い人は、マスク越しのやや小さな声が、さらにアクリル板に遮《さえぎ》られて、聞こえにくさを感じてしまうことになるのです。

これは、**すでに難聴が始まっているサインかもしれません。実際、コロナ禍で耳の不調を訴えて受診した患者さんに聴力検査をした結果、「どうやら、もともと軽い難聴があったようですね」と説明する事例が少なくないのです。**

最近なんとなく聞こえにくさを感じている人は、一人で悩むのではなく、耳鼻咽喉《いんこう》科を受診してみてください。

国際アルツハイマー病委員会が発表！中年期の難聴は認知症を招く12のリスク要因の筆頭

英国の医学雑誌『ランセット』の**国際アルツハイマー病委員会は、2020年、認知症を招く12個の修正可能なリスク要因（2017年の発表では10個）を発表**しました。認知症の6割はいまだ原因不明ですが、残りの4割は、生活習慣やライフスタイルを見直すことで修正可能なリスク要因であるとも書かれています。

発表された12個のリスク要因は、「中年期の難聴」「十分な教育を受けていない人」「タバコをやめられない人」「うつ病や抑うつ傾向のある人」「社会的に孤立しがちな人」「運動不足」などです。

こうした**リスク要因の筆頭にあがっているのが、中年期の難聴**です。**聞こえにくさをほうっておいた人は、高齢になると認知症になりやすい**というのです。**リスク要因全体の8％を占めています。**以降、十分な教育を受けていない人が7％、タバコをやめられない人が5％なので、大きなリスク要因といえるでしょう。

ただし、12個の修正可能なリスク要因は認知症の原因とはいえず、「そうした人に

聞こえの悪さは認知症の前ぶれ

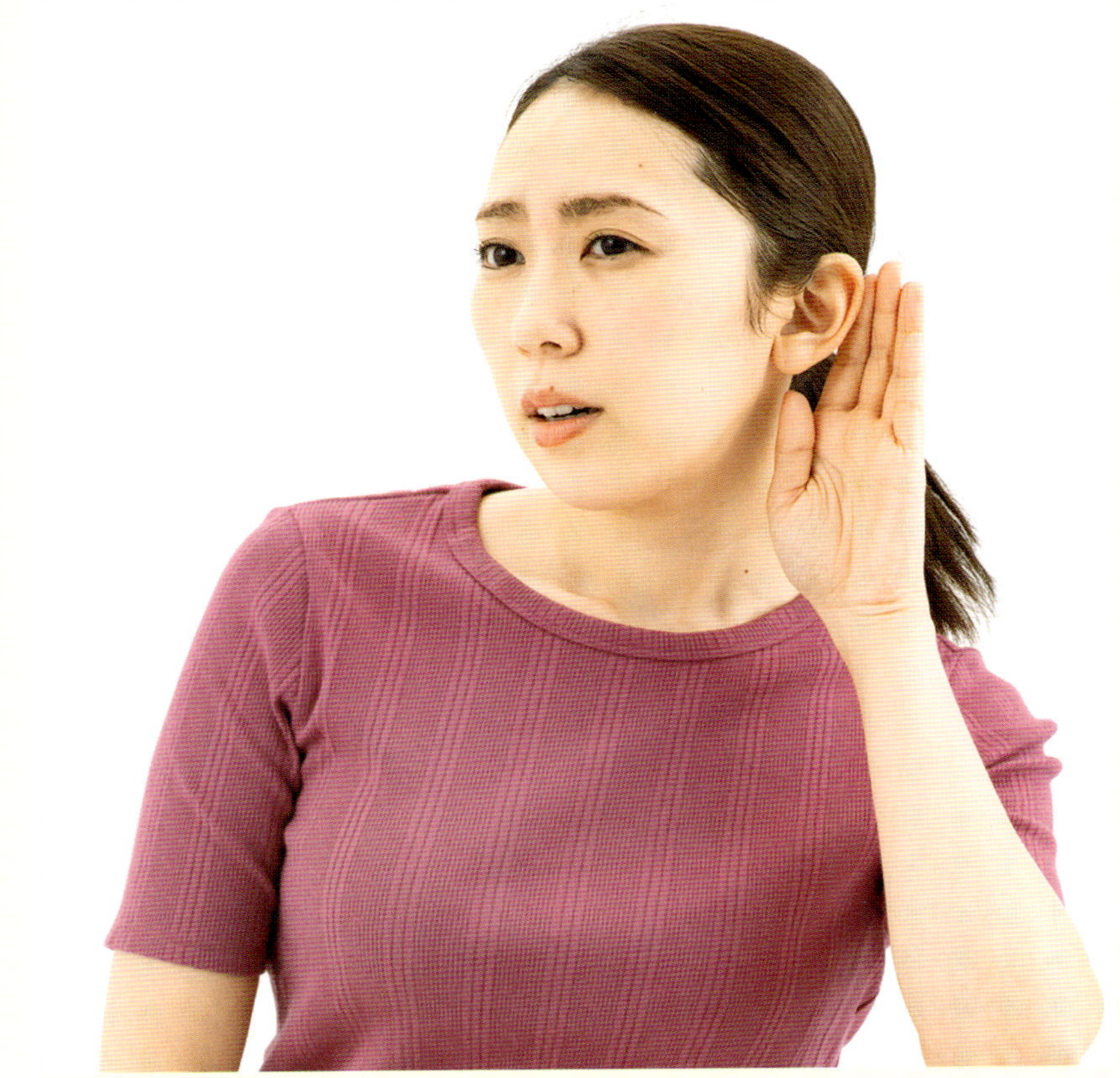

聞こえが悪くなると、認知機能の衰えを招きやすくなる。40歳を過ぎて会話中に聞き返すことが増えたら、将来、認知症になる危険が大きい。

認知症が多い」という傾向を示しているにすぎません。

難聴と認知症の関係については専門家の間でも意見が分かれています。難聴と認知症は動脈硬化（血管の老化）が原因でたまたま同じ時期に進行するため関係があるように見える（共通原因説）、難聴で生じるコミュニケーション障害（うつ、孤立）や耳による学習の困難さが重なって認知機能が低下する（認知負荷説）などと考える専門家もいます。

認知症の予防に補聴器が有効かどうかはわかりませんが、補聴器を使えば難聴に伴うリスクの多くは解消できます。耳をケアする、耳の不調が生じたら専門医に相談する、そうした前向きなアクションこそが大切なのです。

聞こえにくさを放置すると認知症の発症に関与する悪玉物質が脳にたまりやすいとわかった

認知症を引き起こす脳の病気には多くの種類がありますが、日本人に最も多いのは「アルツハイマー病（アルツハイマー型認知症）」です。**アルツハイマー病で亡くなった患者さんの脳を調べた結果、アミロイドβ《ベータ》やタウたんぱく質といった老廃物が脳内（特に側頭葉）の神経細胞と神経細胞の間にたまっている**ことが明らかになりました。**この老廃物のたまりによって神経細胞間でのシナプス（神経細胞間をつなぐ回線）を介しての情報伝達が阻害され、認知機能が低下するのです。**

ただし、脳内にアミロイドβやタウたんぱく質という老廃物があるのは、異常なことではありません。これらの老廃物が一つの場所にたまって排出されなくなり、神経細胞間の情報伝達にエラーが生じることが、認知症の核心です。

アミロイドβなどの老廃物は、7～8時間の良質な睡眠を取ることで脳の外に排出されます。また、脳神経が活動するときに生じる脳内血管の脈動によっても運び出されます。30分に1回は歩く、7～8時間は睡眠を取る、そして何よりも頭を使うこと

難聴でも脳にアミロイドβがたまる

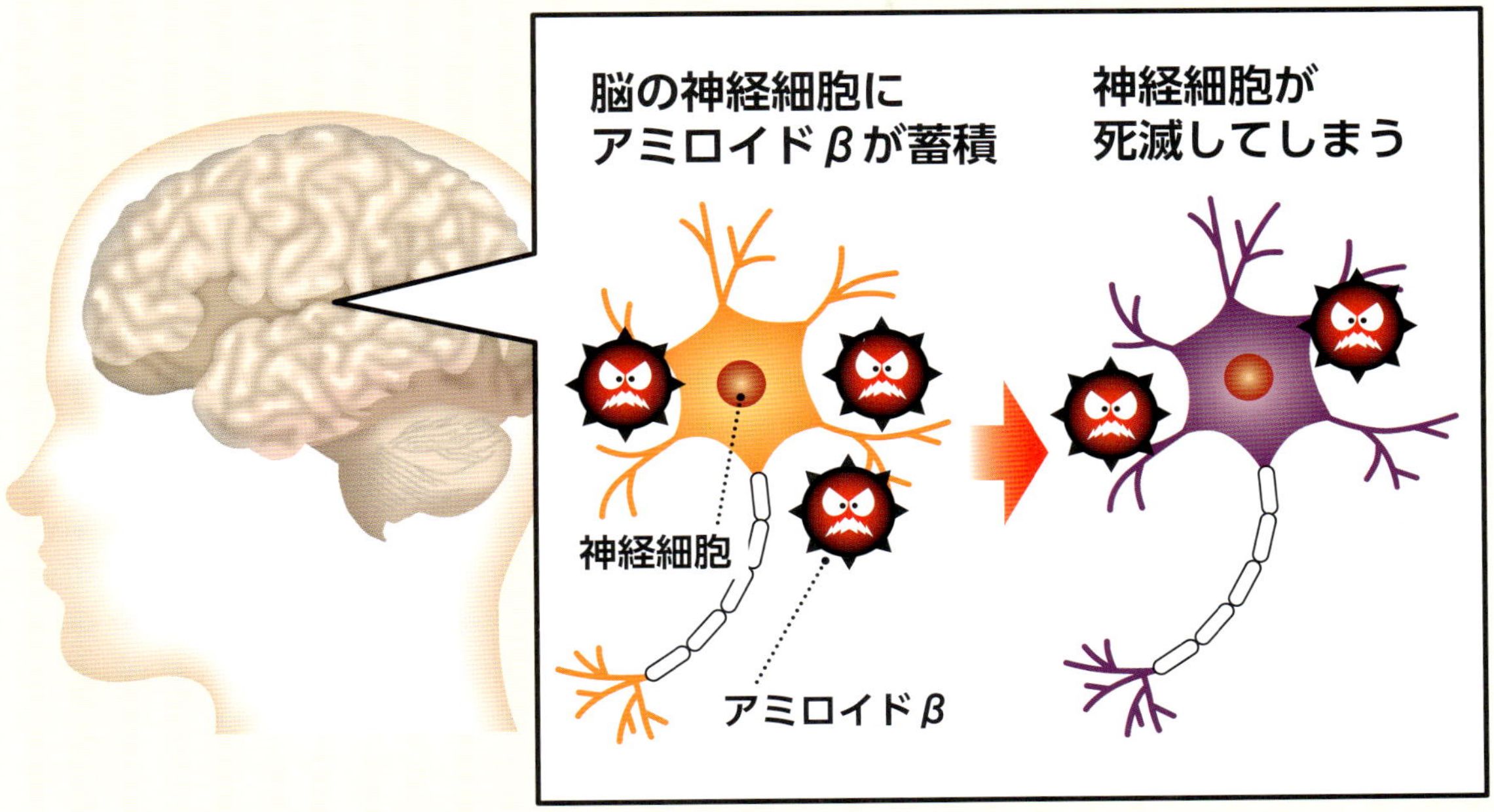

アミロイドβは、脳の表面に沈着して神経細胞をむしばむ悪玉物質。難聴の人も、アルツハイマー型認知症の人と同じく脳の側頭葉にアミロイドβがたまりやすいことが判明している。

が大切。神経細胞が活性化し、脳の血流が促されて老廃物のたまりを防いでくれるからです。

ところが、**聞こえが悪くなり、内耳《ないじ》にある有毛細胞の働きが衰えて脳に音の情報が届きにくくなると、脳の中に反応しない神経細胞が生じます。すると、その使わない神経細胞の間に老廃物がたまり、それが徐々に大きくなってしまう**のです。

聞き間違いが増え、周囲から認知症ではないかと思われるような誤解をさけるためにも、耳のコンディションはいつも良好に保つことが大切です。聞こえに不安のある人は、補聴器の活用をおすすめします。

地球上の11億人が難聴の危機に直面している！ WHOも本気で聞こえを守る対策に乗り出した

WHO（世界保健機関）によると、全世界で聴覚障害に悩まされている人は4億6600万人に上ると報告（2018年）されています。これは、世界の全人口の約6％に相当します。また、WHOとITU（国際電気通信連合）では、**全世界の12～35歳の人口の約半数に当たる11億人が、すでに聴覚障害に陥るリスクの高い予備群に該当するという試算を出しています。**

実は、**WHOは2015年から「聞こえを守ろう！（Make Listening Safe Initiative）」という啓発活動を開始しています。**世界じゅうの人々に向けて、スマートフォン（以下、スマホ）のイヤホンなどで聴く音が難聴の原因になるとWHOは警鐘を鳴らしているのです。ヘアドライヤーや掃除機、自動車、電車などの騒音も耳に悪く、生活の中にある騒音は非常に高いレベルにあります。

WHOとITUは、2018年に1週間当たりの許容できる音の大きさ（単位はデシベル）と聴取時間の関係を示すガイドラインを公表しました。例えば、80デシベル

1週間の騒音の許容量

音圧レベル デシベル(A)SPL	成人 (1.6Pa^2h/週未満)	小児 (0.51Pa^2h/週未満)	音量の目安
110*	2分*	40秒*	ロックコンサート会場の前5列
107	4.5分	1.5分	—
104	9.5分	3分	—
101	18.75分	6分	地下鉄の構内
98	37.5分	12分	—
95	75分	24分	電車でイヤホンを使い、音もれするくらいの音量で音楽を聴いているとき
92	2.5時間	48分	—
89	5時間	1時間36分	パチンコ店内
86	10時間	3時間15分	走行中の電車内
83	20時間	6時間24分	音量60％のレベルでイヤホンで音楽を聴いているとき
80	40時間	12時間30分	—
77	—	25時間	—
75	—	40時間	—
72*	320時間*	—	高速走行中の自動車内
69*	—	160時間*	耳もとでの大声

※「Pa^2h」はWHOとITUによって2018年から採用された新しい騒音曝露の単位。Paは音圧エネルギー、hは曝露時間で、エネルギーの2乗と時間の積を表す。1週間=24時間×7日=168時間。*の110デシベルと72デシベル以下の値は筆者追記。

なら週40時間まで、101デシベルなら週約18分までといったように音の大きさと時間の関係を明らかにしています（表参照）。

電車内で、スマホを使ってイヤホンやヘッドホンで音楽を聴いたりゲームを楽しんだりするときの音量は、最大ボリュームの60％未満です。実際にイヤホンなどで楽しんでいいのは、1日60分未満で週4回まで――これが、耳を守るために私たちが持つべき意識と行動となります。

イヤホンを外したときにキーンと耳鳴りがする、翌日に耳のつまり感がある、そんな症状があるときは、24時間以内にWHOとITUの勧告を超えるような耳に有害な音を聞いていたと考えたほうがいいでしょう。耳栓《みみせん》を使ったり、静かな場所で過ごしたりして、耳の静寂を保つことが大切です。

耳と脳と自律神経を整えれば聞こえにくさは軽減でき、人間関係もよくなり生き生きライフが実現!

会話をすること、音楽を楽しむこと、耳からそうした情報を取り込むことで、脳は活性化されます。**相手の動作や表情、声からさまざまなメッセージを受け取り、自分は手振り身振りを交えて豊かな表情で語りかける——こうした情報のやり取りで脳はいっそう活気づき、相手との人間関係も良好になります。**

しかし、気分や体調が悪いと表情は暗くなり、表情筋も硬くなります。すると、ノイズ(騒音)を届きにくくする中耳《ちゅうじ》のアブミ骨筋も硬くなって必要以上に音を遮断《しゃだん》するため、相手の声や音楽が聞き取りにくくなってしまうのです。

そこで、本書で紹介している1分体操を行ったり、質のいい睡眠を取ったりしましょう。そうすることで、耳のコンディションを良好に維持できます。

すでに耳鳴りや難聴になっているからといって、あきらめるのは早計です。人の体の細胞は5年で入れ替わるので、今日から始めれば5年後のあなたは確実に変わっているはず。未来の自分をイメージしながら、1分体操を始めましょう。

ジージー・キーンという耳鳴りや難聴に悩む人が急増中で、5大原因は冷え・加齢・メタボ・むくみ・酸欠

耳鳴り・難聴・めまいなどの耳トラブルは、発症の原因がわかるものと、よくわからないものがあります。原因がわかるのは、**慢性中耳炎**や**突発性難聴**、**メニエール病**、**前庭神経炎**《ぜんていしんけいえん》などの病気によって起こる耳トラブルの場合です。

しかし、そのような病気が見つかるケースは、さほど多くありません。むしろ圧倒的に多いのは、原因不明の耳鳴り・難聴・めまいです。原因がよくわからないことが、耳の不調を難治化させてしまう大きな理由といえるでしょう。

とはいえ、原因不明の場合でも、ある程度は原因を推測できます。というのも、耳の不調には、年齢や生活習慣、体質が深くかかわっているからです。

耳鳴り・難聴・めまいを招く原因はさまざまなものが考えられますが、中でも重要なのは「冷え」「加齢」「メタボ」「むくみ」「酸欠」の5タイプです。それぞれのタイプの特徴を説明しましょう。

●**冷えタイプ**……体の冷えで筋肉や血管が緊張・硬直し、慢性的な血流不足に陥って

耳鳴り・難聴・めまいを招く5つのタイプ

加齢タイプ
加齢に伴って、聴覚器官の機能が低下して起こるタイプ

メタボタイプ
高血圧・高血糖・高脂血など、ドロドロ血液で起こるタイプ

冷えタイプ
冬の寒さや冷え症など、血流の悪化によって起こるタイプ

むくみタイプ
体に余分な水分がたまり、むくむことで起こるタイプ

酸欠タイプ
内耳が慢性的な酸素不足に陥ることで起こるタイプ

耳トラブルは、原因がはっきりしないケースが多い。とはいえ、発症の要因として推測されるものから5つのタイプに大別される。

いるタイプ。

●**加齢タイプ**……体の衰えで内耳《ないじ》や聴《ちょう》神経などの働きが低下しているタイプ。

●**メタボタイプ**……ドロドロ血液になり、耳の血流が滞っているタイプ。

●**むくみタイプ**……体の水分代謝が低下し、余分な体液がたまっているタイプ。

●**酸欠タイプ**……貧血や呼吸機能の低下で、内耳に十分な酸素を送れなくなっているタイプ。

自分がどのタイプかを知ることが大切です。

耳鳴り・難聴・めまいは原因がわかれば克服でき、原因も改善に役立つセルフケアもわかるチェック表を公開

原因がよくわからない耳の不調を改善するためには、発症にかかわっていると考えられる要因を推測し、最適なセルフケアを行うことが大切です。

そこで、**慢性的な耳トラブルに悩まされている人は、18ページの「自分の耳トラブルの原因がわかるチェック表」で自己診断をしてみてください。**

やり方は、各タイプの全項目に目を通し、自分に当てはまる項目の記入欄に✓をつけます。その結果、3項目以上に✓のついたタイプが、あなたに該当する原因と考えられます。この自己診断で判定されるのは、一つのタイプとは限りません。複数のタイプが重なることもあります。

自分のタイプがわかったら、それぞれのセルフケアに取り組みましょう。1分体操については第2・3章（19～64ページ参照）の耳トレ、第4章（65～78ページ参照）の内耳《ないじ》エクサをご覧ください。なお、タイプによっては1分体操だけでなくバランスのいい食事を心がけることも大切です。

自分の耳トラブルの原因がわかるチェック表

当てはまる項目に✓をつける。３つ以上✓のついたタイプが、あなたのタイプと考えられる（複数のタイプが重なることもある）。

	項目	✓	セルフケア
冷えタイプ	冬に症状が悪化しやすい		●１分体操 ➡耳トレ❶～❺ 26ページ～
	手足が冷えやすい		
	冬の外出時に耳や首を防寒しない		
	冷たい飲料を飲む		
	入浴はシャワーですませる		
加齢タイプ	50歳以上である		●バランスのいい食事を適量とる ●１分体操 ➡耳トレ❻～❿ 49ページ～
	年を重ねるにつれて悪化する		
	同年代に比べて老けている		
	ストレスを感じることが多い		
	体が疲れやすい		
	小食・偏食ぎみである		
メタボタイプ	高血糖である		●バランスのいい食事を適量とる ●１分体操 ➡内耳エクサ❶❷ 72ページ～
	高脂血である		
	高血圧である		
	20歳のころより体重が10キロ以上増えた		
	運動不足である		
	よく早食い・ドカ食い・間食をする		
むくみタイプ	顔や手足がむくむことが多い		●１分体操 ➡内耳エクサ❶❷ 72ページ～
	体のだるさを感じる		
	尿の回数・量が増えた・減った		
	水分を多くとりがちである		
	汗をあまりかかない		
	味の濃い食べ物を好む		
酸欠タイプ	血液検査で貧血と診断された		●ビタミンB12の多い食品（魚介類、レバーなど）をとる ●１分体操 ➡耳トレ❺ 42～44ページ
	動悸・息切れを感じることがよくある		
	呼吸が浅い・速い		
	よく首や肩がこる		
	肉や海藻類をあまり食べない		
	無理なダイエットをよく行う		

第2章

冷えや血流不足による耳鳴り・聞こえにくさが改善！血流を促し中耳の硬直を取る「1分リズム耳つまみ」

元国際医療福祉大学
医学部耳鼻咽喉科教授
中川雅文

耳は肝臓や腎臓と同様に大量の血液が必要な臓器で、冷えで血流が滞ると内耳の機能が衰えやすい

「耳も臓器の一つ」で、肝臓や腎《じん》臓などの臓器と同じように、大量の血液を必要とします。特に**内耳《ないじ》は、常に新鮮な血液が流れていなければなりません。**

内耳には、音を電気信号に置き換える外有毛細胞と、電気信号を選別して脳に届ける内有毛細胞の二つの感覚受容細胞があり、リンパ液の中で海藻のように毛を漂わせています。どちらも内耳の蝸牛《かぎゅう》と呼ばれる部位にあり、外有毛細胞は3列で1万5000個、内有毛細胞は1列で2500個が並んでいます。

外有毛細胞は、音の周波数に応答するように極めて高速で振動するためエネルギー消費量も多く、血液による酸素と亜鉛などの栄養素がたくさん必要です。また内耳のリンパ液は、一定の圧と濃度で保たれないと有毛細胞の毛が正しく働かないため、気圧の変化や脱水によって聞こえが悪くなることがあります。めまい発作は、リンパ液のバランスが急激に変化したときに生じます。

耳の血流は、第二の心臓と呼ばれるふくらはぎの筋肉（腓腹《ひふく》筋）の伸び縮みによる

有毛細胞が酸素、栄養を大量に消費する

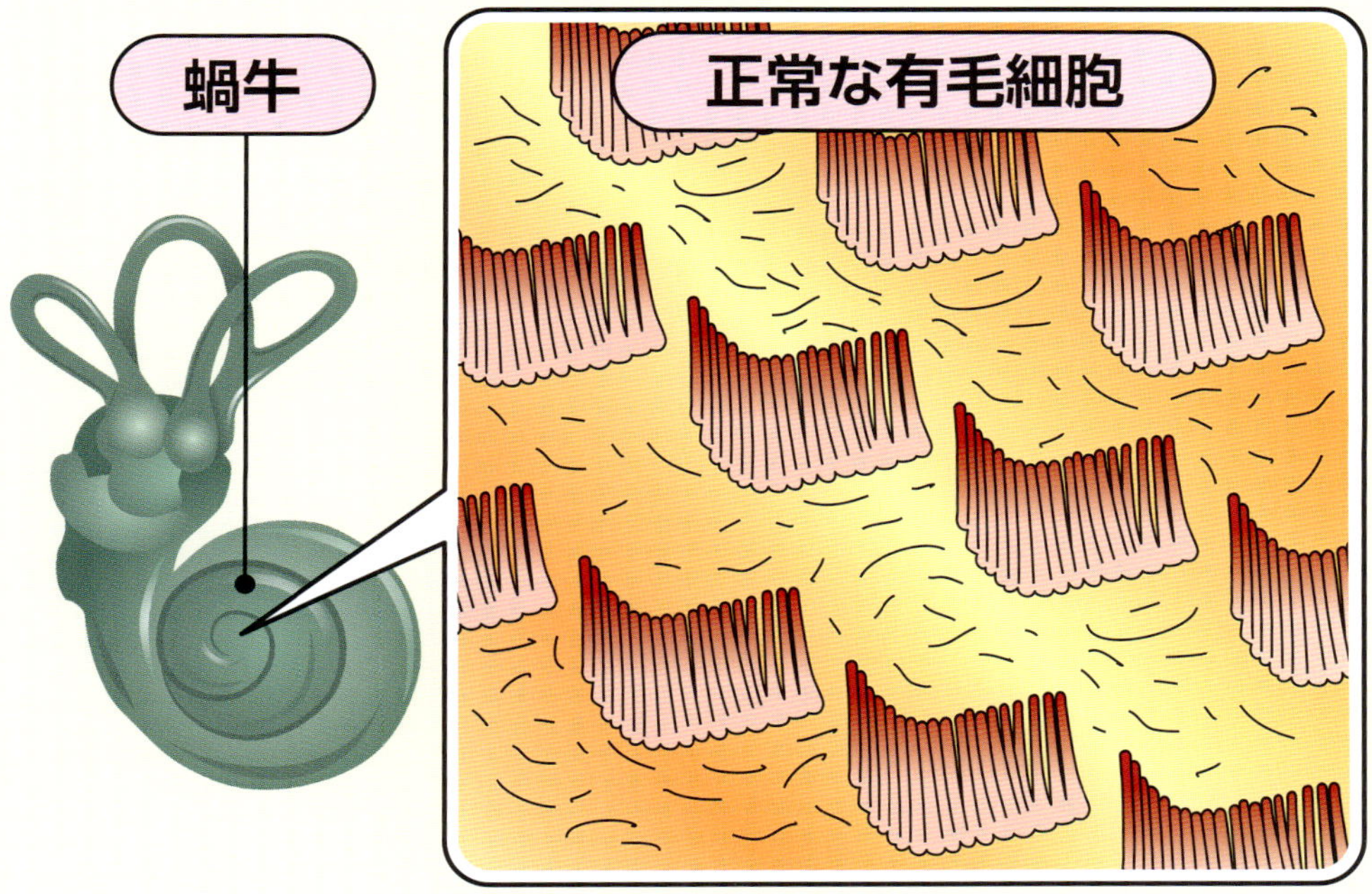

音を電気信号に変換する要所となる内耳の蝸牛の中にある有毛細胞。この細胞は、1秒間に最高2万回も振動するため、常に多くの酸素、栄養を必要とする。

血液のポンプ作用で確保されます。心臓より高い位置にあり側頭骨で覆われた内耳は、心臓のポンプ機能だけでは十分な血液が供給されないのです。

足が冷えると、ふくらはぎの筋肉がこわばり、内耳の血流が悪化します。特に冬場は、レッグウォーマーやカイロで足の冷えを防ぎましょう。

高齢者に注意してほしいのが、フレイルです。フレイルとは、加齢とともに胃腸の働きが弱まり、肉や魚を食べても十分にたんぱく質を吸収できず、筋肉が徐々にやせてしまう現象です。**たんぱく質が不足してふくらはぎの筋肉がやせると、耳トラブルにつながります。**

そうしたことも頭に入れて、ふだんから運動やストレッチ、たんぱく質の摂取を心がけてください。

耳鳴りの原因は難聴だけではない！首冷えによる耳鳴りはネックウォーマーで解消しよう

耳鳴りの原因は、ほとんどが難聴です。

耳（アンテナに相当）の調子が悪くなり、脳（テレビ画面に相当）でノイズ**（雑音）**を拾ってしまうのが、耳鳴りのメカニズム。アンテナを修理するように補聴器で聞こえのバランスを整えてやることで、ほとんどの耳鳴りは解消します。

しかし、そうした耳の不調とは全く関係ないタイプの耳鳴りもあります。それは、**首の冷えや歯ぎしり、頭痛が原因で生じる耳鳴りです。めまい感や頭痛を伴うこともあります。こうした耳鳴りは「体性《たいせい》耳鳴り」と呼ばれています。**

体性耳鳴りの対策は、シルクの寝床用のネックウォーマーを着用する、マウスピースを使う、頭痛は我慢せずしっかり頭痛薬を使うといった方法です。海外では、ブロック注射、神経変調療法、耳鳴り用のレーザー光や赤色LEDの照射といった治療法を行うこともありますが、*国内ではほとんど行われていません。

常に外気にさらされている首や耳は、特に冷えやすい部位。**冷えのセルフケアとし**

ておすすめなのは、39度C程度の湯に30分間つかる半身浴です。炭酸ガス系の入浴剤を併用すると効果がアップします。

首や耳など体が冷えないように注意し、良質の睡眠をたっぷり取ることが大切です。**寝るときは、ネックウォーマーを（歯ぎしりのある人はマウスピースも）着用しましょう。**

このように、耳以外が原因で生じる耳鳴りには、意外なアプローチが功を奏することもあるのです。ぜひ試してみてください。

耳や首を冷えから守ることが大切

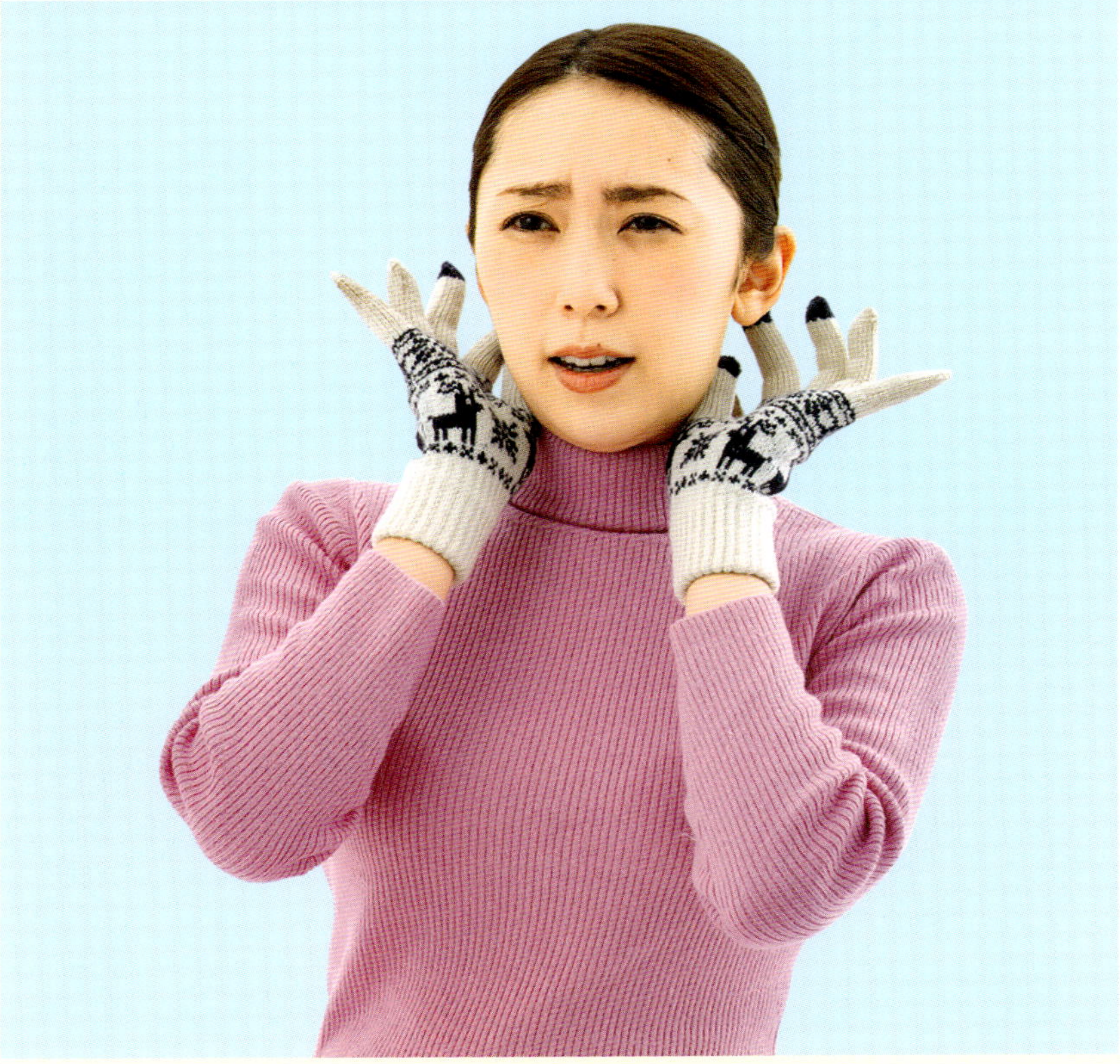

冬場に外出するさいは内耳の血流不足を防ぐために、帽子やマフラーを着用して耳・首を冷やさないようにしよう。

＊治験として大学病院などで実施していることもあります。最先端の治療に関心がある人は、インターネットなどに掲載される治験モニター情報などにアンテナを張っておくといいでしょう。

やったその場で耳が温まり聞こえにくさも耳鳴りも改善！ 中耳のこわばりを取る「1分リズム耳つまみ」

耳には、聴《ちょう》神経、顔面神経、三叉《さんさ》神経、迷走神経（自律神経系の一つ）が密集しています。これらの神経のいずれか一つでもバランスを失うと4神経のバランスが乱れ、耳鳴りやめまい感、聞こえにくさなどの耳トラブルが起こります。

実は、耳の周囲の皮膚を適度に刺激することで4神経の働きを調節し、耳トラブルの症状を和らげることが可能なのです。その方法が、私が考案した「1分リズム耳つまみ」。これは私が患者さんに指導している「耳トレ」の一つです。

1分リズム耳つまみのポイントは、耳引っぱり。耳を引っぱることで、外耳《がいじ》道から鼓膜まで全体に物理的な刺激を与えます。外耳道に集中している顔面神経、三叉神経、迷走神経をストレッチすることで神経を活性化させて、それらの神経が支配している筋肉のこわばりを和らげることを目的に考案した体操です。

やり方は、とても簡単。片手で頭越しに反対側の耳（右手なら左耳、左手なら右耳）をつまみ、キュッキュッとリズミカルに引っぱる動作を左右の耳それぞれにくり返し

上方と後方にそれぞれ引っぱる

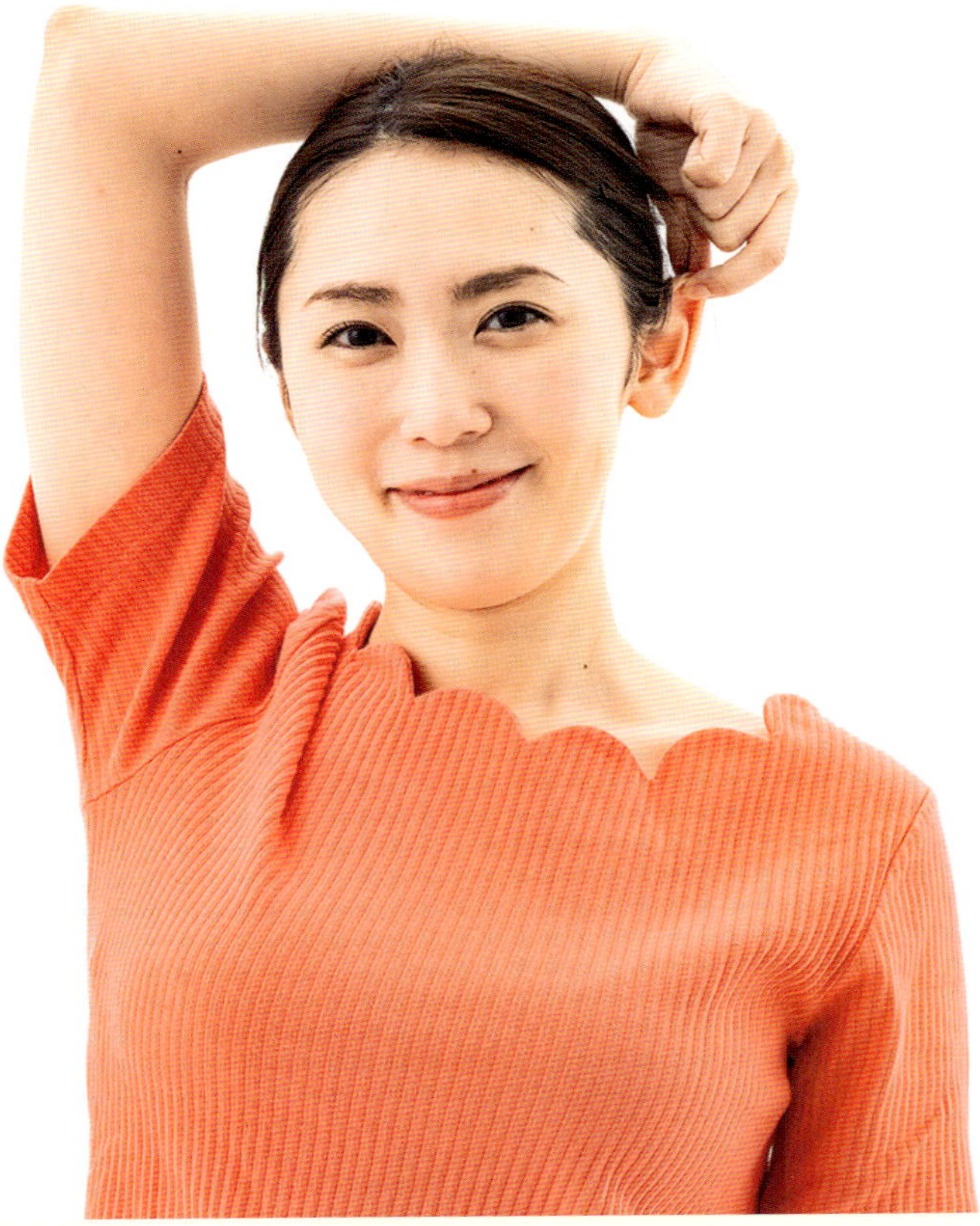

1分リズム耳つまみは上方と後方にそれぞれ30秒間、リズミカルに耳を引っぱるだけ。引っぱる方向を変えることで、内耳まで刺激が伝わる。

行うだけです（くわしいやり方は26～30ページの図解参照）。

1分リズム耳つまみを行うと、すぐに耳がポカポカと温かくなるのを実感できるでしょう。これは、耳を引っぱることで顔面神経などが刺激され、周囲の血流が改善したためです。耳の皮膚の血流改善は結果として側頭部や内耳全体の血流の改善につながります。

外耳道や鼓膜がゆすられることで、耳小《じしょう》骨やアブミ骨筋にまでその刺激が行き渡り、その結果、耳の不調の回復につながるのだと考えています。

1分リズム耳つまみは、加齢（年を取ること）に伴う外耳道のたるみの回復や耳垢《あか》の自然な排出を促す効果も期待できます。ぜひ毎日1回、行ってみてください。

1分リズム耳つまみ

1セット 1 分

体操の効果

耳を引っぱることで耳介、外耳道、鼓膜、側頭筋、側頭頭頂筋、そして胸鎖乳突筋への適度な刺激が加わるため、耳全般の機能を整えてくれる効果が期待できる。

全体の流れ

イスに座って背すじを伸ばし、リラックスする。床に座って行うのもOK！

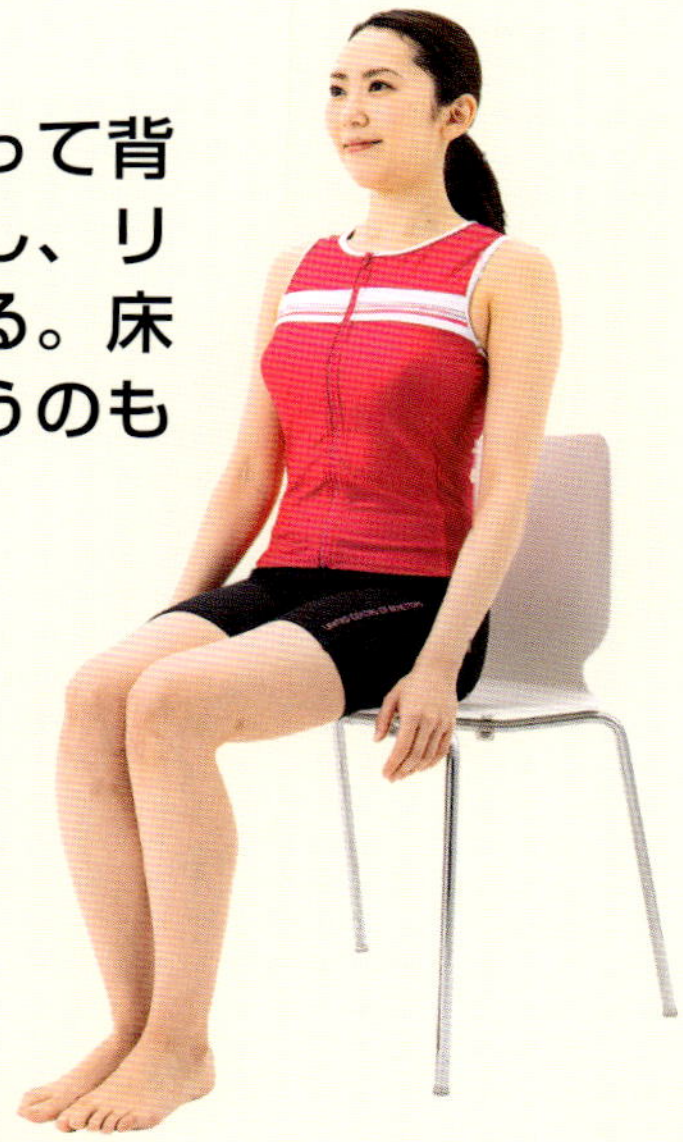

耳をつまんで引っぱる方向

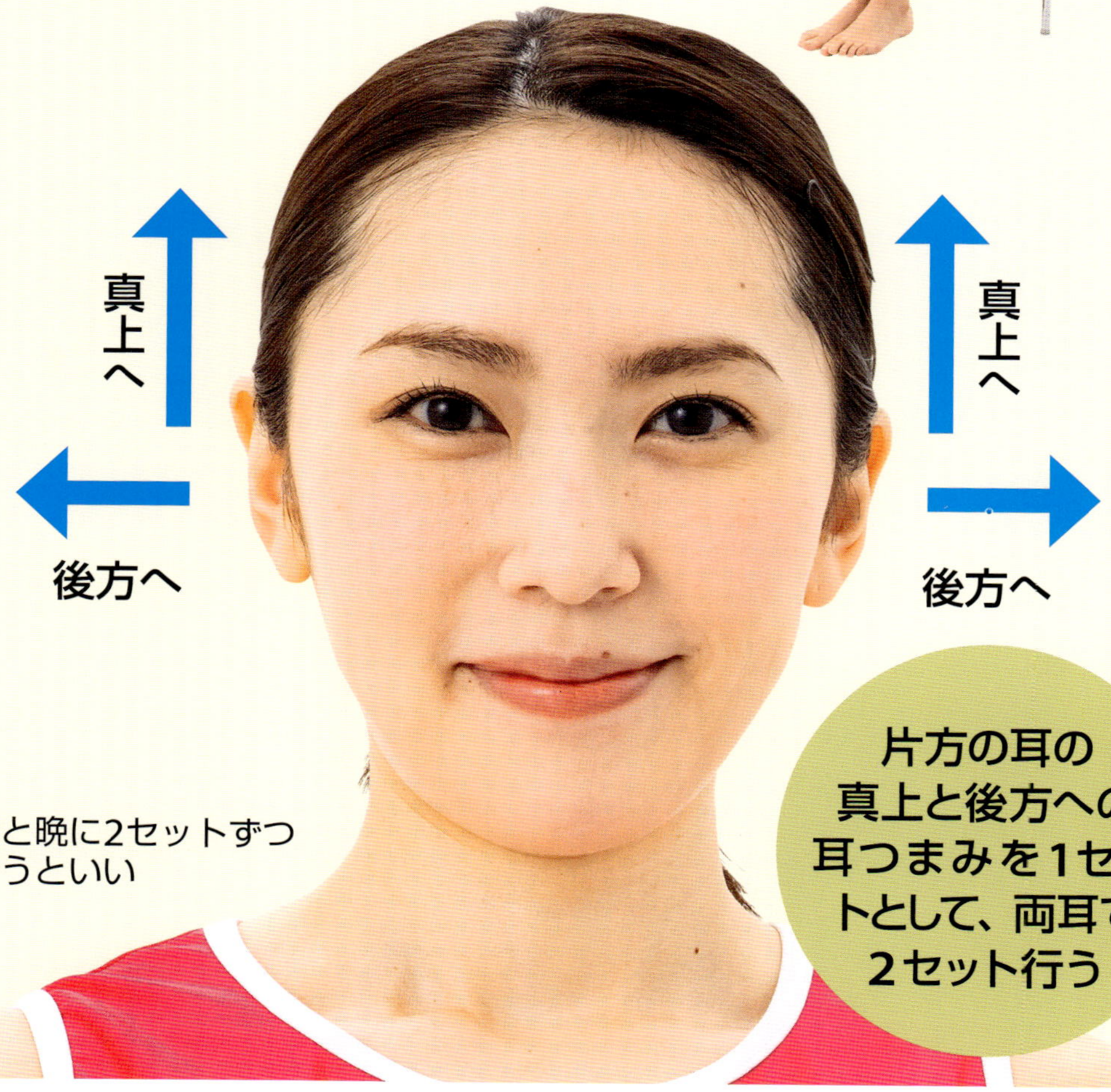

※朝と晩に2セットずつ行うといい

片方の耳の真上と後方への耳つまみを1セットとして、両耳で2セット行う

30秒 真上への耳つまみ 左耳スタート

左耳を真上へ！

1

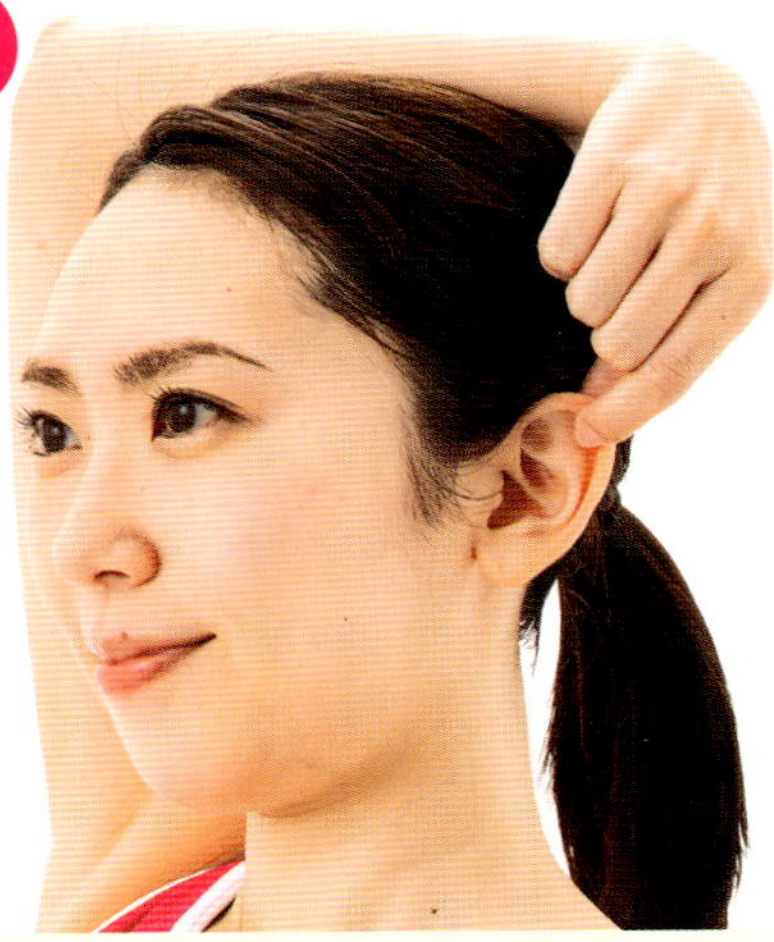

左耳と反対側の右手を頭の上から回して、左耳の上端を軽くつまむ。

2

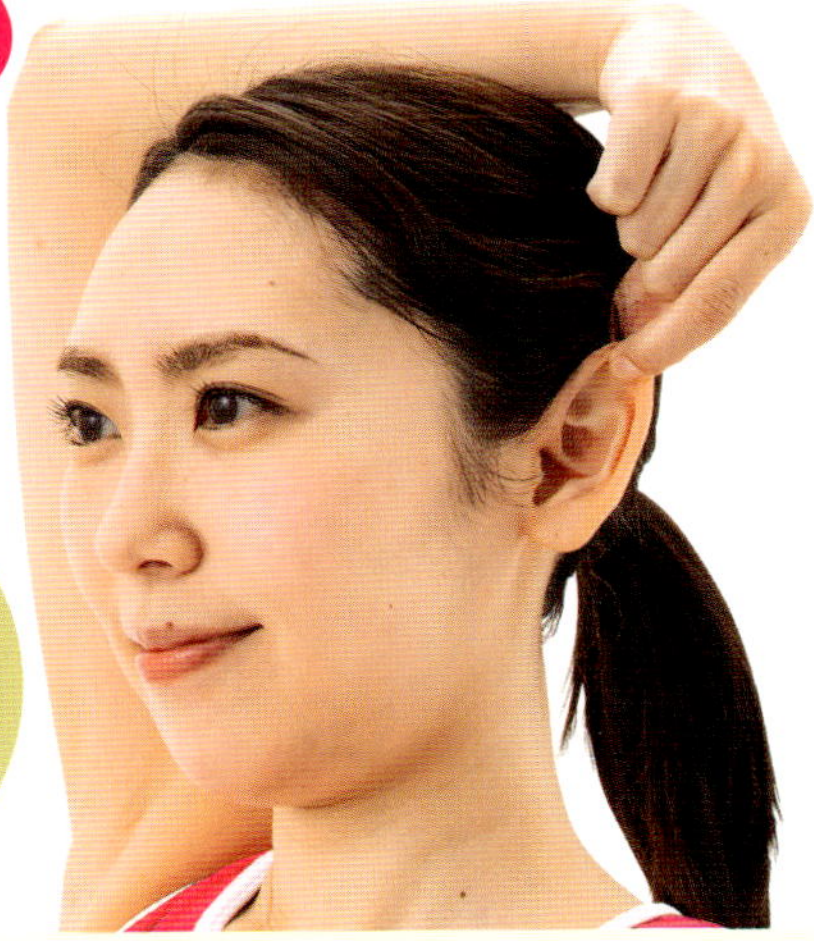

つまんだ左耳を真上へ軽く引き上げる。無理に引き上げるのではなく、ほどよい力加減で上へ引っぱるのがコツ。

30秒間 リズミカルにくり返す

3

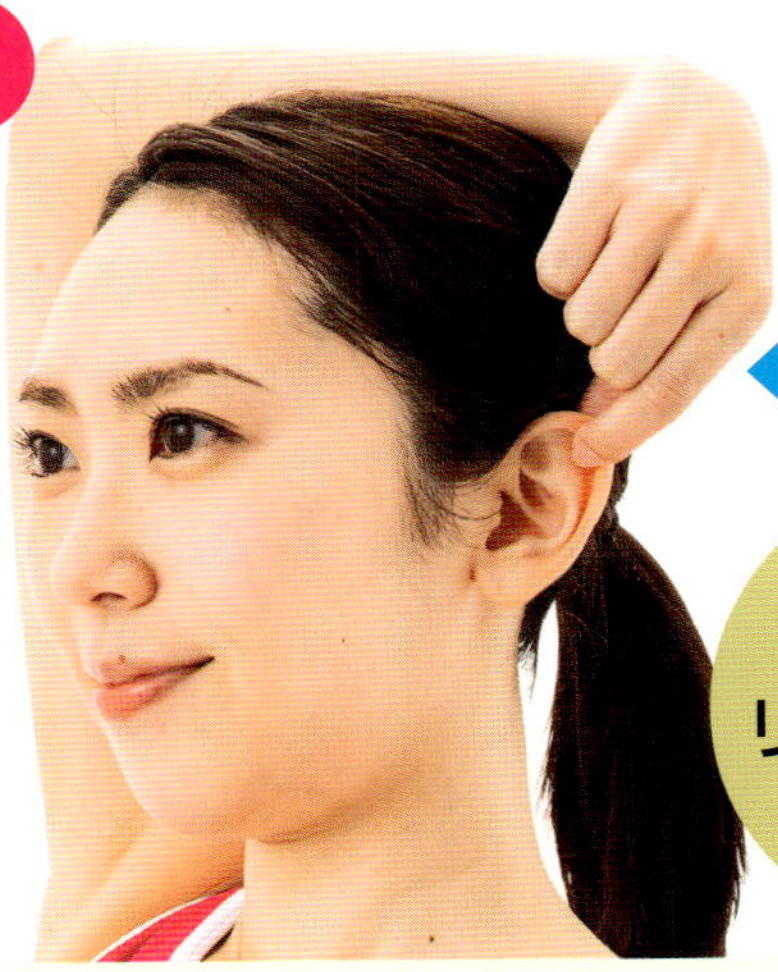

真上へ引き上げた左耳をもとに戻す。

❷❸をキュッキュッとリズミカルに30秒間くり返す。

1分リズム耳つまみ

1セット1分

30秒 後方への耳つまみ 左耳

左耳を後方へ！

①

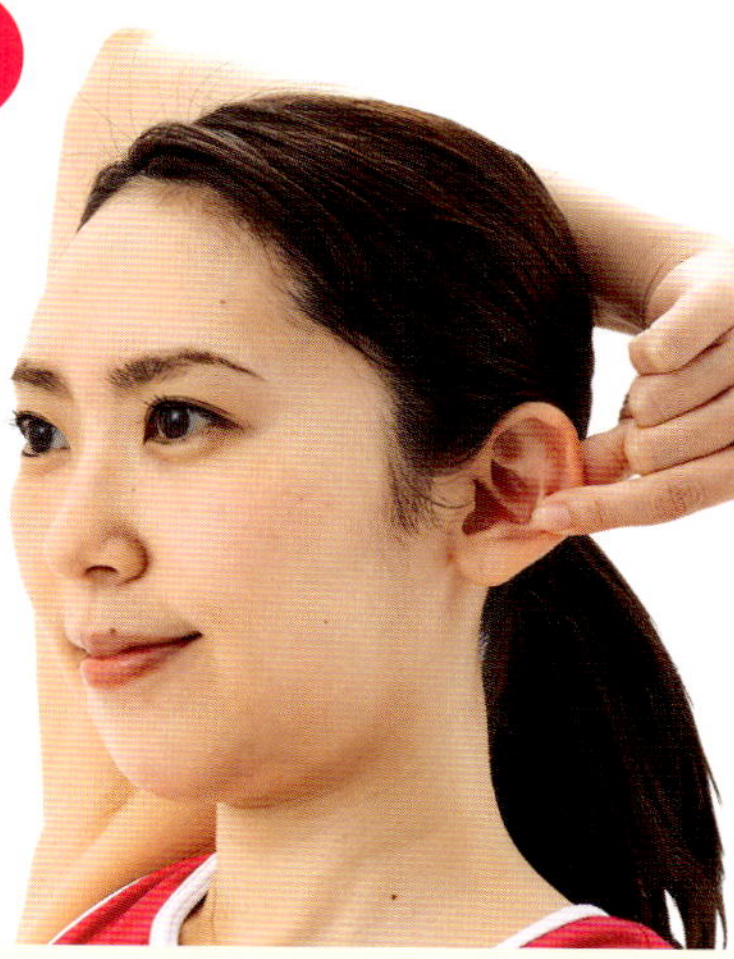

つまむ位置を左耳の横へ移す。左耳の横端を右手の指で軽くつまむ。

②

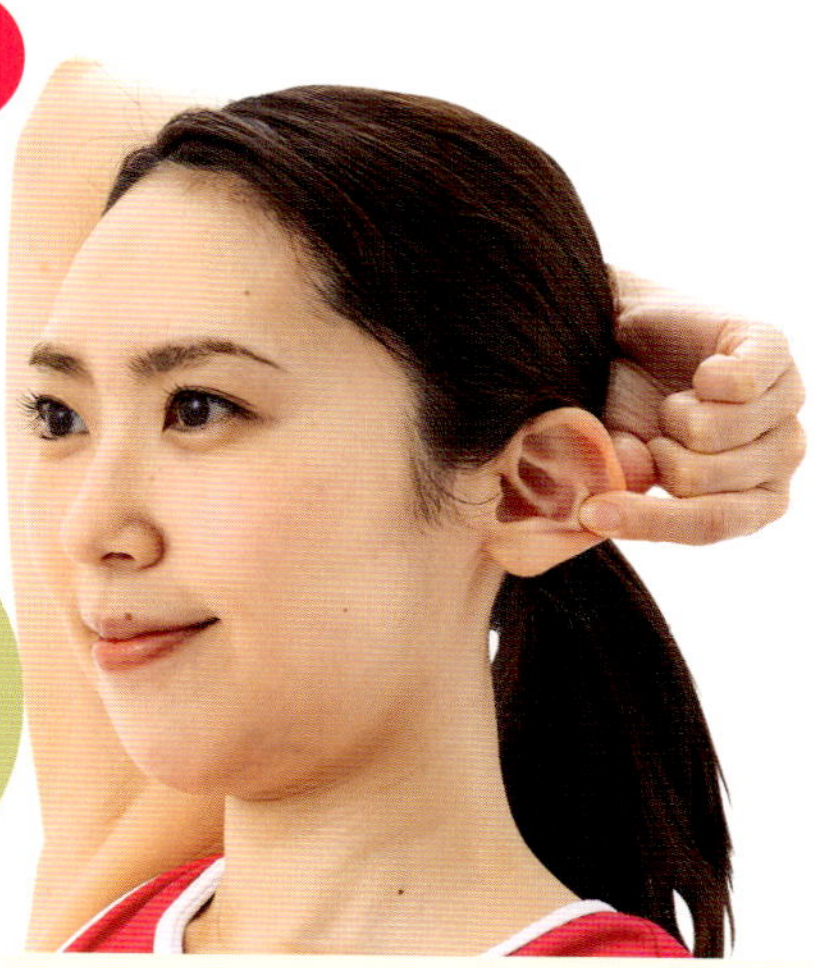

つまんだ左耳を後方へ軽く引っぱる。無理に引っぱるのではなく、ほどよい力加減で後方へ引っぱるのがコツ。

③

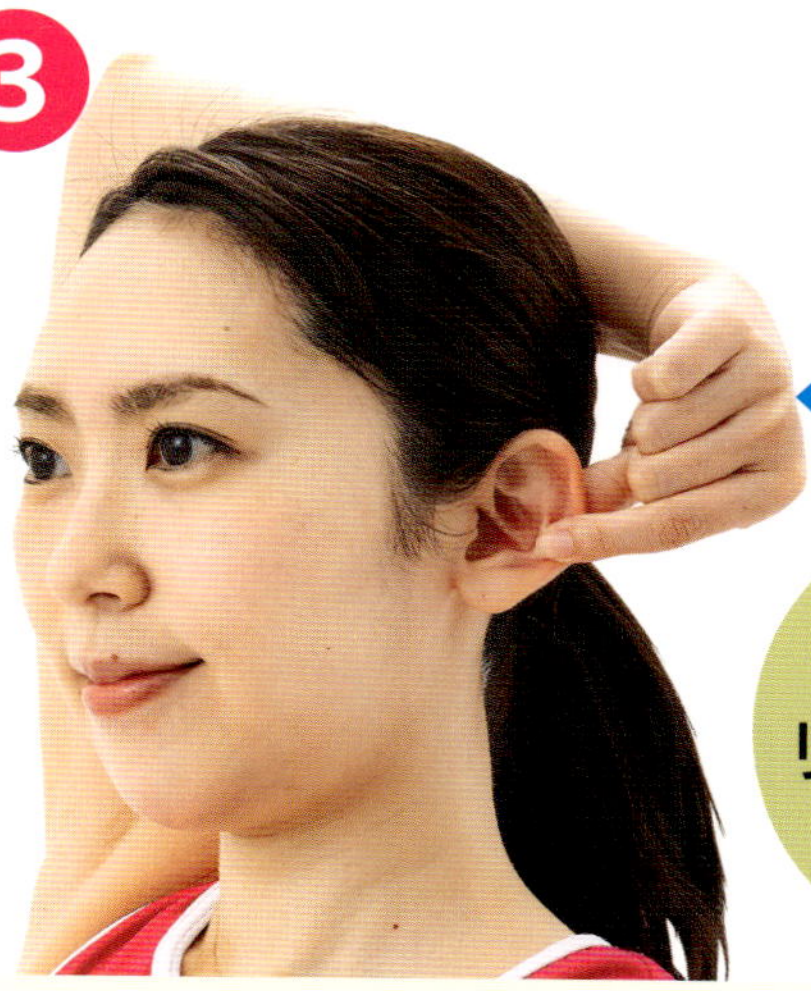

後方へ引っぱった左耳をもとに戻す。

②③をキュッキュッとリズミカルに30秒間くり返す。

30秒間 リズミカルにくり返す

30秒 ← 真上への耳つまみ 右耳 スタート

右耳を真上へ！

1

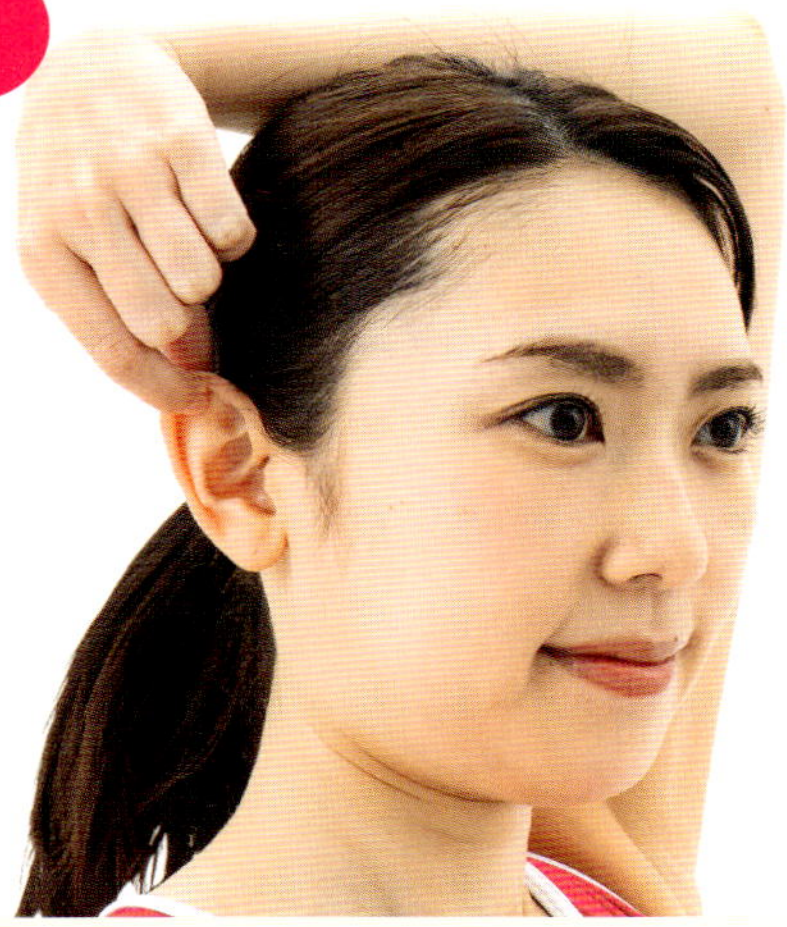

右耳と反対側の左手を頭の上から回して、右耳の上端を軽くつまむ。

3

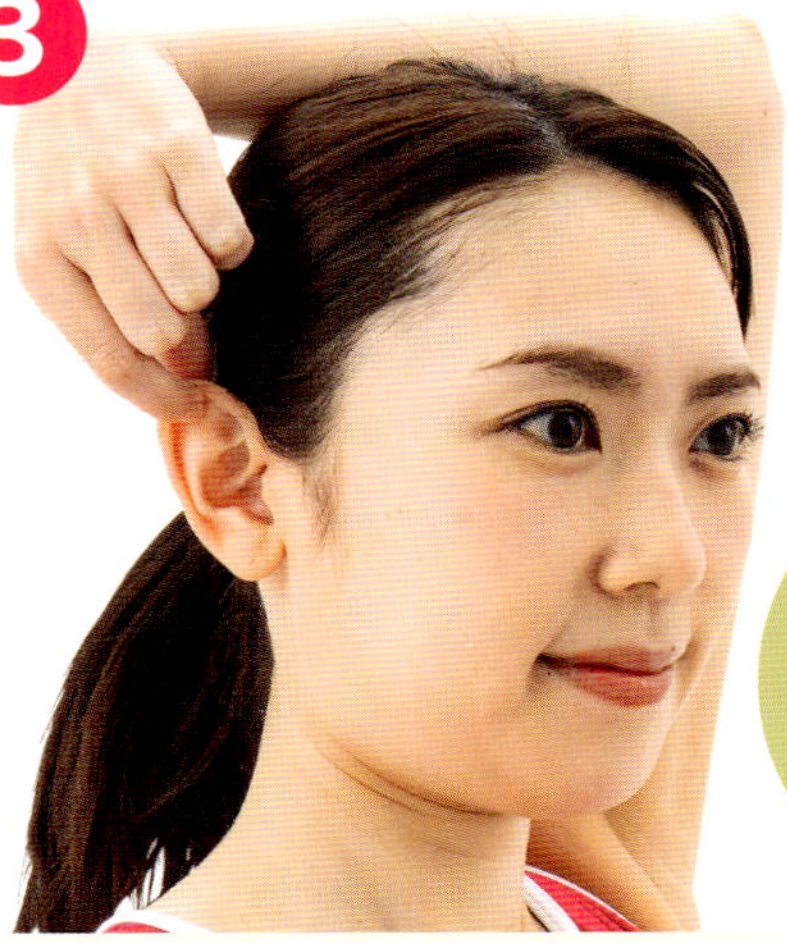

2

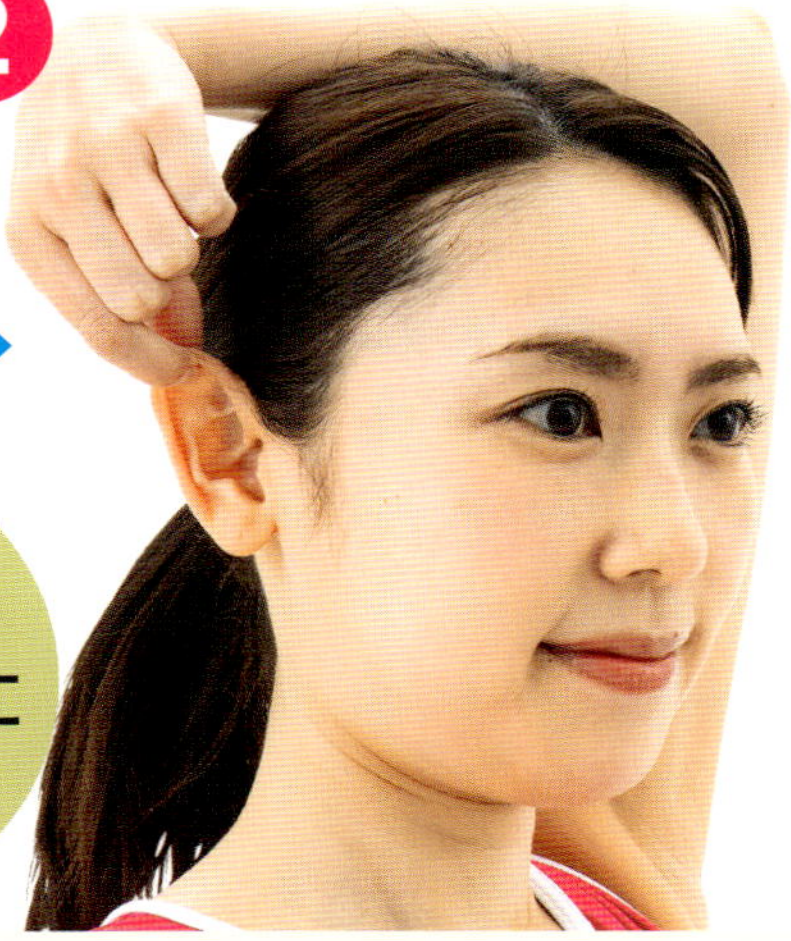

30秒間 リズミカルにくり返す

真上へ引き上げた右耳をもとに戻す。

❷❸をキュッキュッとリズミカルに30秒間くり返す。

つまんだ右耳を真上へ軽く引き上げる。無理に引き上げるのではなく、ほどよい力加減で上へ引っぱるのがコツ。

1分リズム耳つまみ

1セット1分

30秒 後方への耳つまみ 右耳

右耳を後方へ！

つまむ位置を右耳の横へ移す。右耳の横端を手の指でつまむ。

ポイント

- つまむ位置や引っぱる方向を変えて、聞こえがよくなるやり方を探すといい
- 真上と後方への耳つまみ1分間を1セットとして、左右の耳で2セットを朝と晩に行う

①
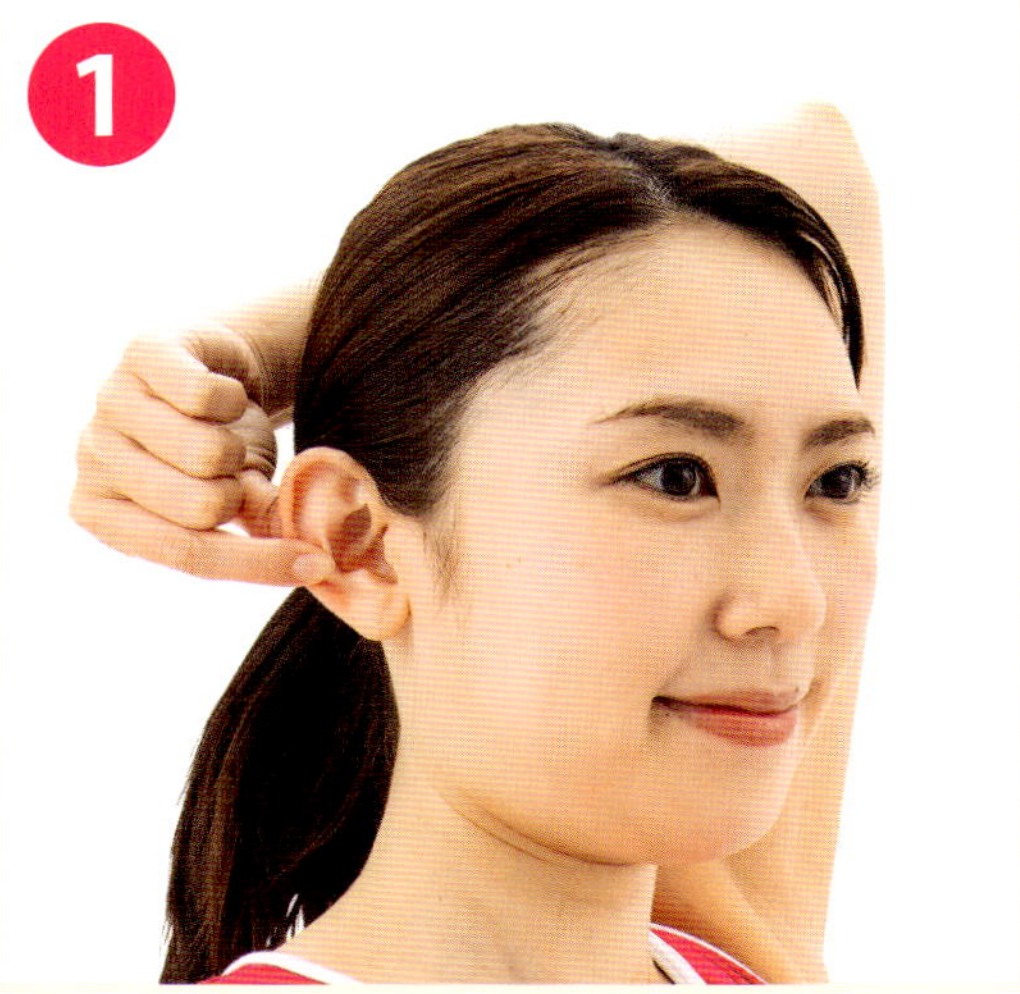

②
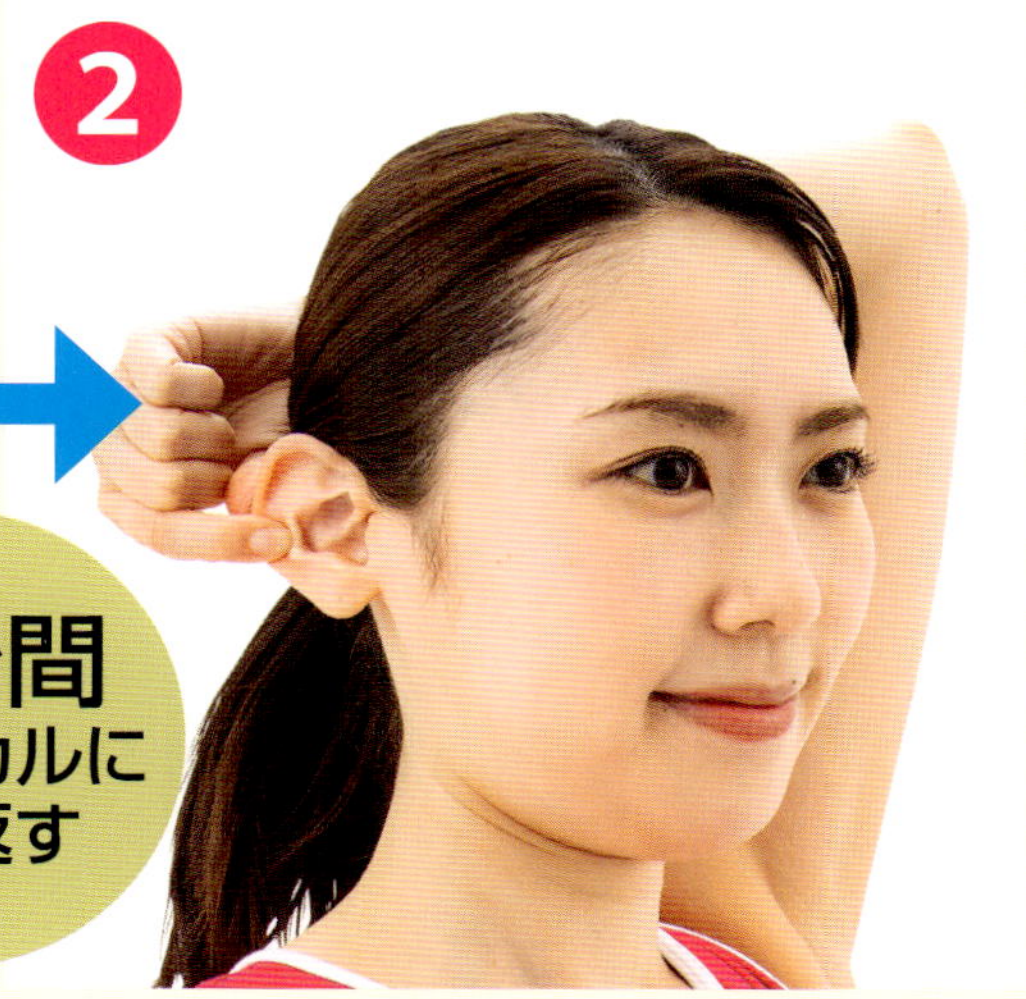

つまんだ右耳を後方へ軽く引っぱる。無理に引っぱるのではなく、ほどよい力加減で後方へ引っぱるのがコツ。

30秒間 リズミカルにくり返す

③
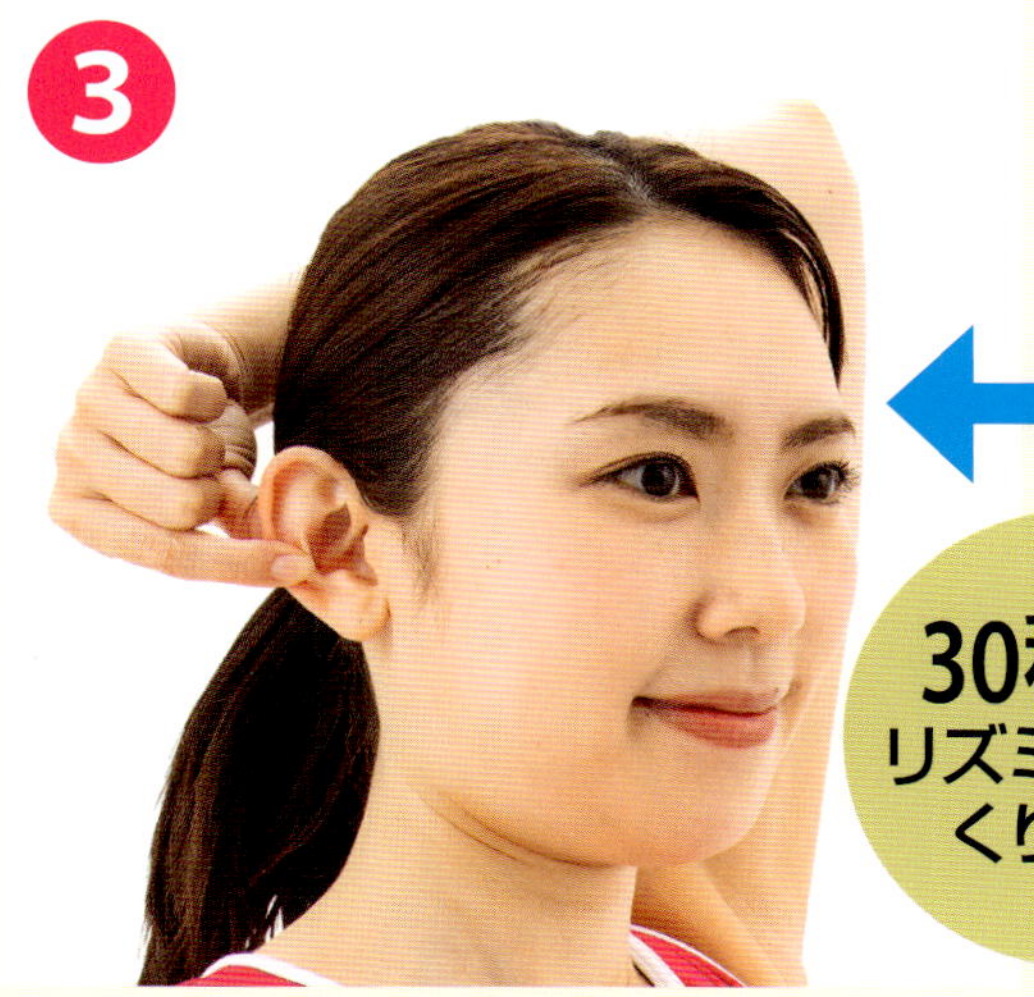

後方へ引っぱった右耳をもとに戻す。

②③をキュッキュッとリズミカルに30秒間くり返す。

1分リズム耳つまみで耳をほぐせば血流がよくなり、外耳道のたるみが和らぎ聞こえもスッキリ！

26～30ページでやり方を紹介した「1分リズム耳つまみ」は、耳介《じかい》（外に飛び出した音を集める耳の器官）を心地よい加減でつまんで、真上へ、後方へとリズミカルに引っぱることをくり返す「耳トレ」です。

1分リズム耳つまみを行えば、外耳道《がいじ》の皮膚がゆすられ、鼓膜も適度に刺激を受けます。また、側頭筋や側頭頭頂筋、耳介筋、さらには耳介を上に引っぱることで胸鎖《きょうさ》乳突筋《にゅうとつきん》へもその刺激が働きかけます。

指で軽くつまむこととリズミカルに耳介を動かすことで、皮膚の下に隠れている侵害受容器に刺激が加わり、顔面神経、迷走神経、三叉《さんさ》神経といった**顔や耳の周囲に分布している神経の興奮や耳周囲のこりを和らげてくれる、そんな耳全般に対してのコンディショニング的な効果が期待できます。**

年齢を重ねるとともに、外耳道や耳介は重力の影響もあって少しずつ垂れ下がってきます。また、難聴が進むことで耳を支えている耳介筋や側頭頭頂筋という筋肉がこわばったりたるんだりしてきます。外耳道の形状の変化や耳介筋・側頭頭頂筋のこわばりが進むと、音の響きにも悪影響を及ぼしはじめるのです。

実際、1分リズム耳つまみを行って、外耳道の形状の変化や耳介筋・側頭頭頂筋のこわばりを和らげることによって、「音がクリアに聞こえる」「聞こえにくさが和らいできた」といった声も多く聞かれます。

もちろん、効果には個人差があります。すぐに効果を体感できる人もあれば、毎日続けているうちに実感される人もいます。

毎日続けることで、耳介の柔軟性を取り戻すことができれば、雑音にわずらわされない、よく聞こえる耳へと変わっていくことでしょう。

毎日続ければ聞こえが改善！

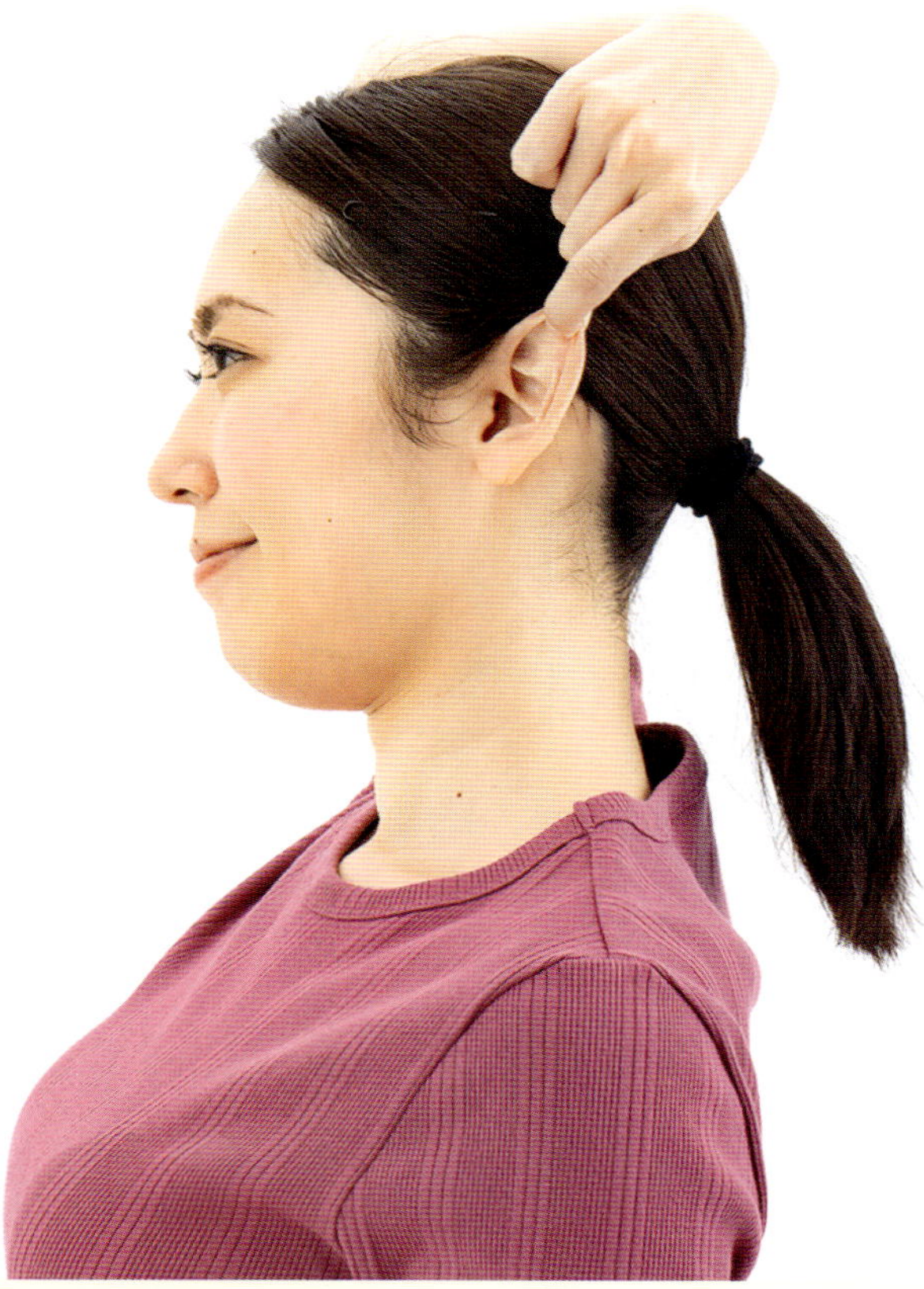

基本的に１分リズム耳つまみの効果は、一時的なものだが、継続的に行うことで長期的な聞こえの改善が期待できる。毎日続けることが大切。

耳鳴りを和らげる急所が耳裏にあり、わずか1分の「耳裏ほぐし」で内耳の血流はぐんと促される

耳トレの第二は、耳ストレスを一気に解決できる**「耳裏ほぐし」**です。

ポイントは、3本（人さし指・中指・薬指）の指を使って、左右の耳の裏にある骨の出っぱりのポイントを、心地よく感じられる強さで1分間なでるようにほぐす体操です。くわしいやり方は、34〜35ページの図解を参照してください。

重要なのは、**ほぐすポイントを胸鎖乳突筋《きょうさにゅうとつきん》のつけ根に定めること。**胸鎖乳突筋は鎖骨から耳の後ろに向かう筋肉で、耳の裏にこの筋肉の付着部があります。**ここをほぐせば胸鎖乳突筋の緊張が和らぎ、耳ストレスが改善**していきます。

耳裏ほぐしは入浴中の湯船の中で、あるいは入浴後のリラックスタイムに、のんびりゆったりと行うのがいいでしょう。**入浴で体が温まっているときに行うことで、さらなる血流改善効果が期待できます。**

耳裏ほぐしは、1分リズム耳つまみとセットで行ってください。これら2種の耳トレを習慣的に行うことで首の血管をしなやかにする効果も期待できます。

耳トレ ②

1分耳裏ほぐし

1セット 1分

体操の効果

胸鎖乳突筋のつけ根は耳への血流の急所。ここをほぐして血流を促すことで、耳トラブルの改善が期待できる。

耳裏ほぐしのポイント

首の左右には胸鎖乳突筋と呼ばれる筋肉が、鎖骨から耳の裏側にかけて走っている（真横から見ると少しふくらみがある）。この筋肉を指で上方へなぞっていくと頭蓋骨に行き当たる（ちょうど耳たぶの裏側）。ここが、耳への血流を増やす急所であり、耳裏ほぐしで「ほぐす場所」となる。

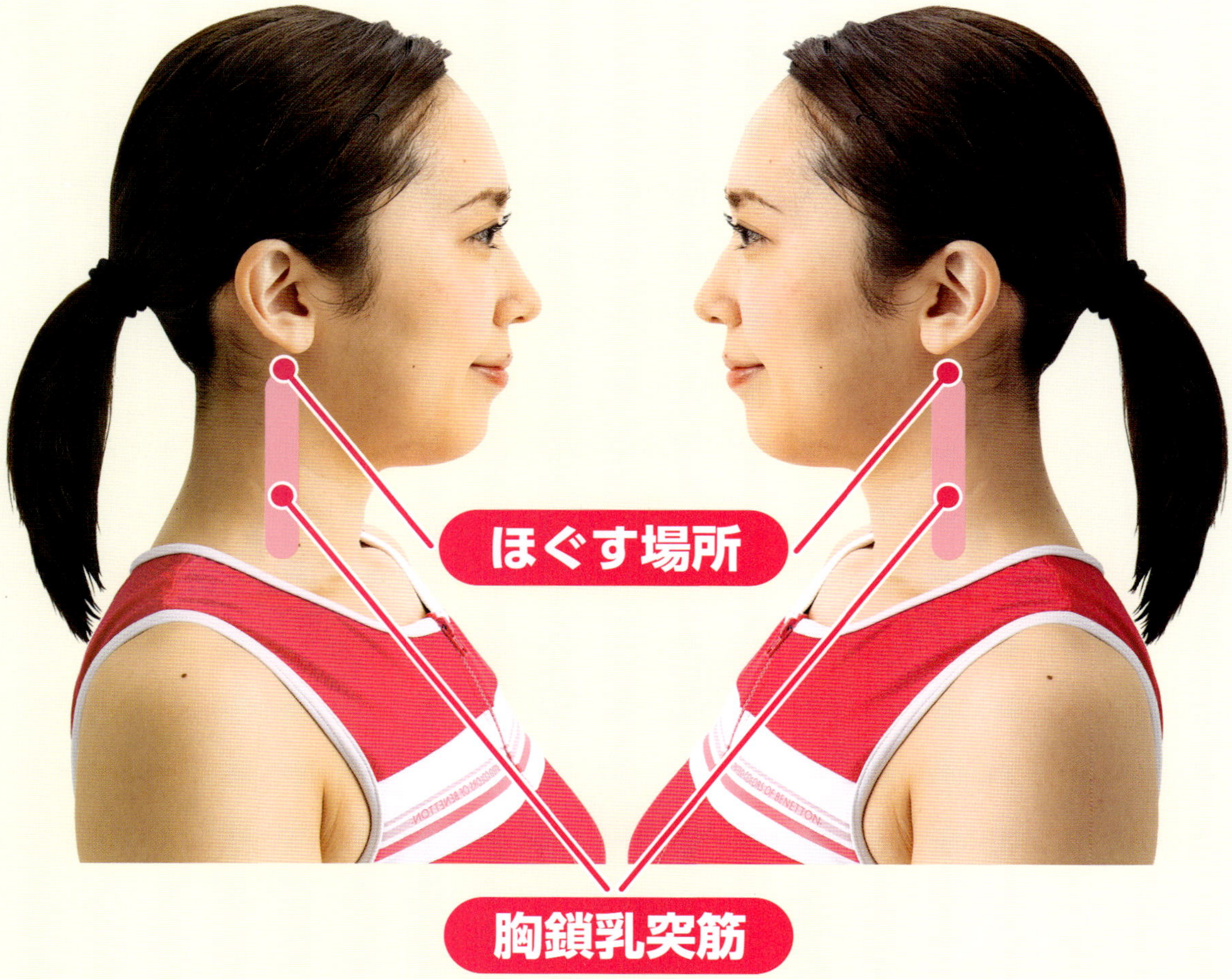

1分間

耳裏ほぐしスタート

両手の3本の指（人さし指、中指、薬指）を使って、左右の耳裏（胸鎖乳突筋のつけ根）を30秒～1分間ほぐす。このとき、「気持ちいい」と感じる程度の強さで、なでるようにほぐすのがコツ。

入浴中や入浴後に行うと効果が高まる。

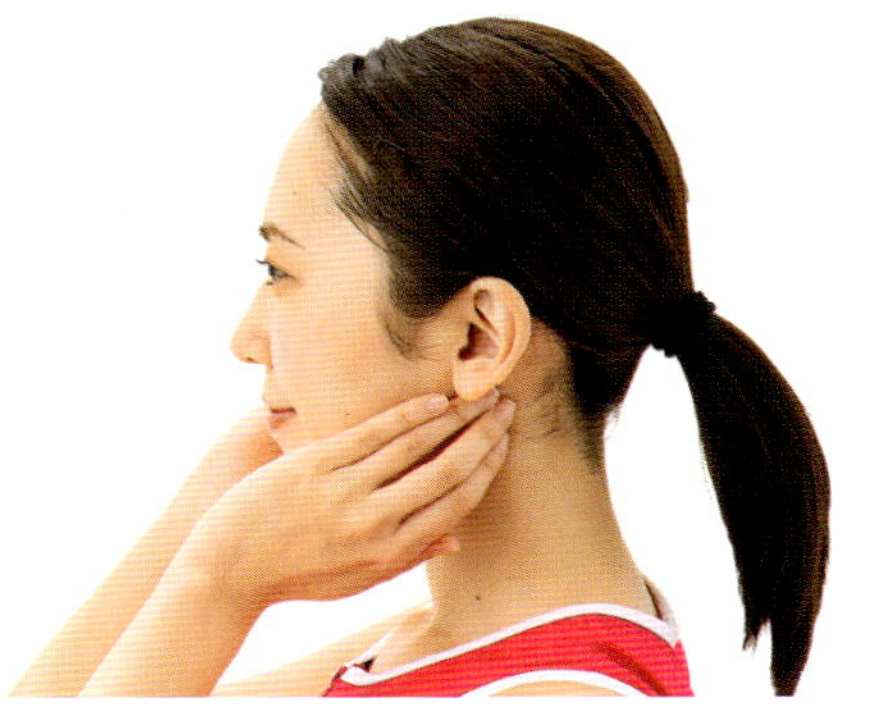

胸鎖乳突筋のつけ根に両手の3本指を当てる

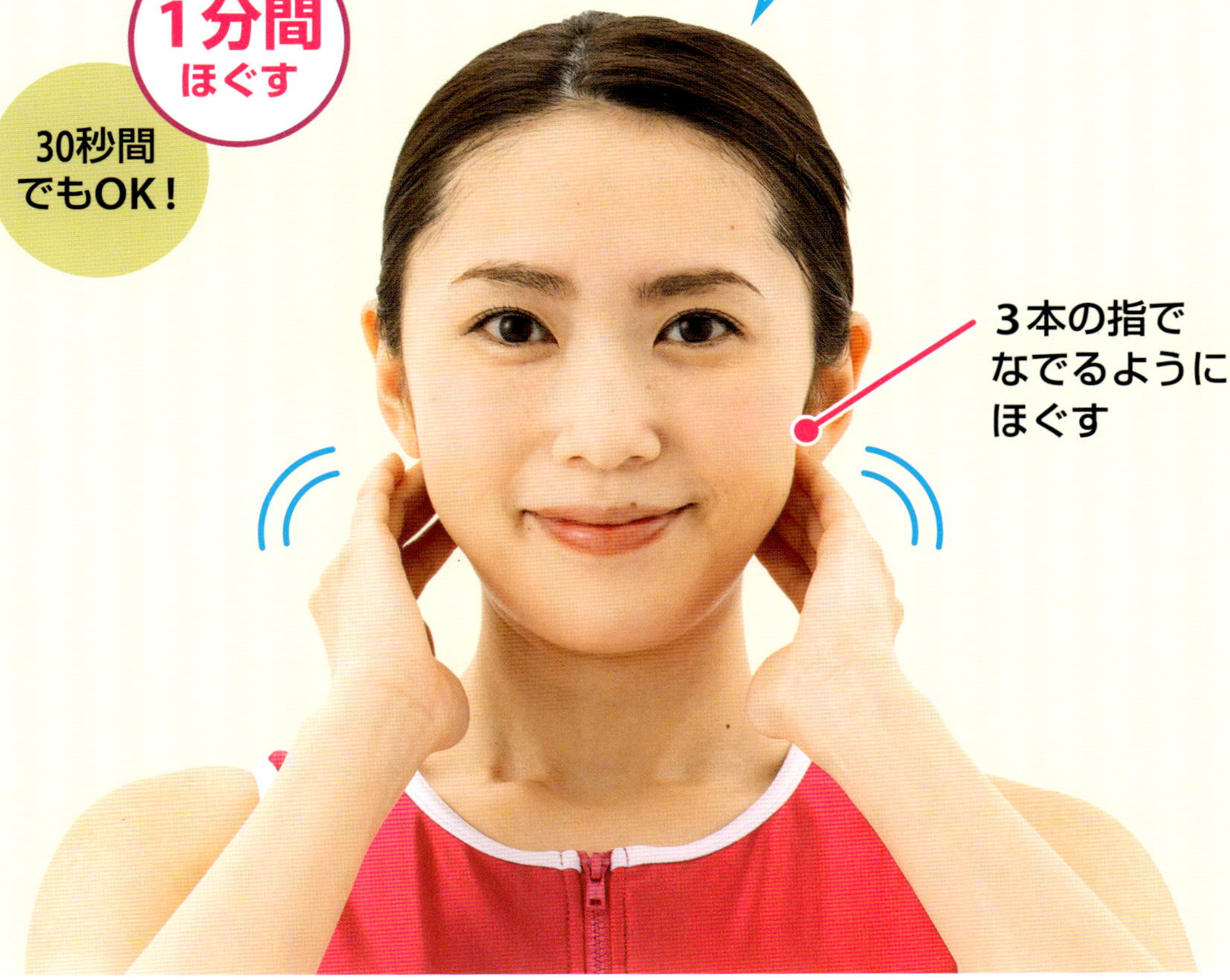
1分間
ほぐす
30秒間
でもOK！
3本の指で
なでるように
ほぐす

耳鳴り・めまい予防に効果絶大！首や肩のこりをほぐして自律神経まで整える「寝たままストレッチ」

耳鳴り、めまい、首・肩のこりといった耳や首の不調は、胸鎖乳突筋《きょうさにゅうとつきん》を効果的にストレッチすることで症状が和らぎます。そこで、**おすすめしたい第三・第四の「耳トレ」が、2種の「寝たままストレッチ」です。**

寝たままストレッチには**「寝たまま1分首倒し」**と**「寝たまま1分股《こ》関節エクサ」**があり、**耳や首の不調に悩んでいる人は、最初の寝たまま1分首倒しをぜひ試してみてください。**この耳トレを行えば胸鎖乳突筋をストレッチできるうえに、背中や腰もしっかり伸ばされるため、全身の血液循環を一気に改善できます。次に紹介する寝たまま1分股関節エクサと併せて行ってください。

まず、寝たまま1分首倒しは、あおむけに寝て真上を向いた姿勢から顔を右に倒して30秒間キープし、次に、左に倒して30秒間キープします。頸椎《けいつい》（首の骨）を軸にして顔を倒すこと、胸鎖乳突筋をストレッチする意識で行うことがポイントです（くわしいやり方は38〜39ページの図解を参照）。**寝たまま1分首倒しを行えば胸鎖乳突筋だけ**

寝たままやればOK

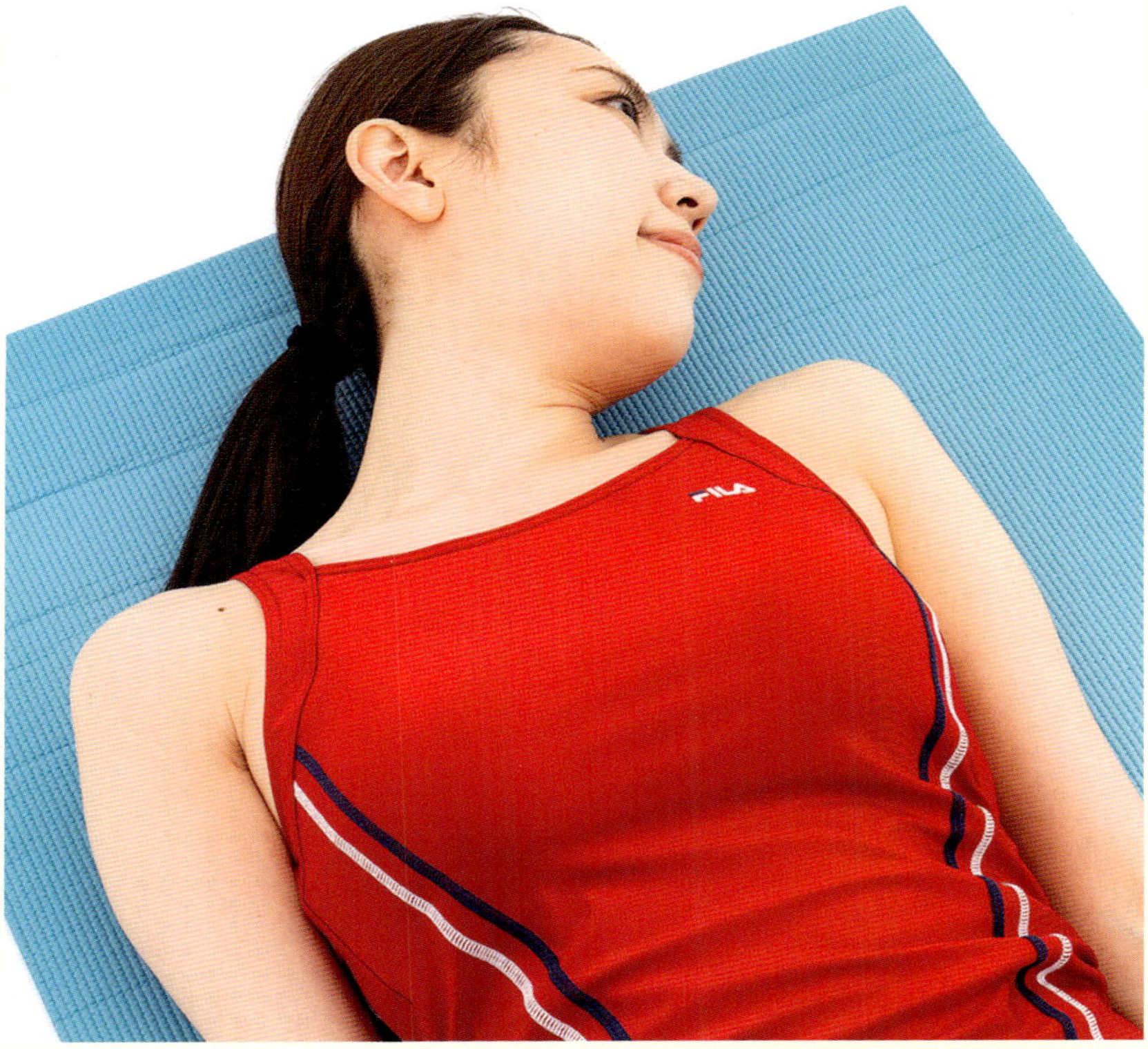

寝たままストレッチには、首・肩のこりを和らげるパターン、腰のこりを和らげるパターンの2種がある（上の写真は、寝たまま1分首倒し）。

でなく、その周辺を走る迷走神経や頸動脈（首の血管）も同時にストレッチできるので、神経伝達や血流によい効果が期待できます。

次に、寝たまま1分股関節エクサは、あおむけに寝て、両ひざを立てます。息を吐きながら、左右のひざを外側へ痛気持ちよいところまでゆっくりと開いていきます。開き切ったところで息を吸い、息を吐きながら両ひざを閉じていき、もとの姿勢に戻ります（くわしいやり方は40ジペーの図解を参照）。

第二の心臓であるふくらはぎの血液を心臓へ送るポンプ機能は、柔軟な股関節があって初めて効率よく働きます。座りつづけて硬くなった股関節は、寝たまま1分股関節エクサでほぐしましょう。

耳トレ 3

寝たまま１分首倒し

１セット１分

体操スタート

体操の効果

胸鎖乳突筋を寝たまま伸ばすことで首や肩のこりがほぐれ、耳への血流が促される。

基本姿勢

マットや軟らかいカーペットなどの上であおむけに寝て、顔をまっすぐ上に向け、背すじを伸ばす。全身をリラックスさせる。

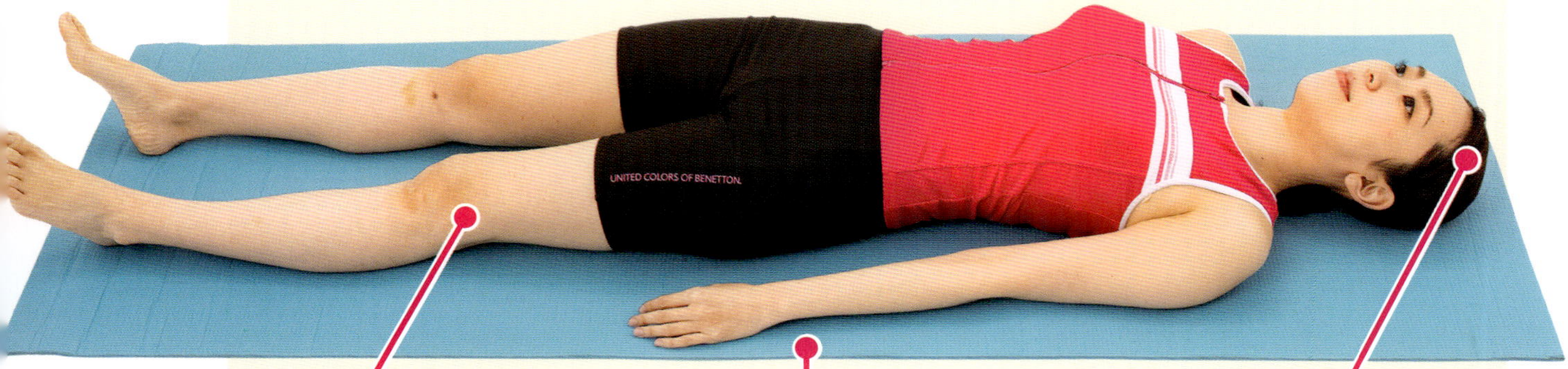

両足は軽く開く

顔はまっすぐ上に向ける

両手の手のひらは床につける

①②をくり返す　1分間　②　①

1セット＝①②1分間を
2～3セットくり返す

①

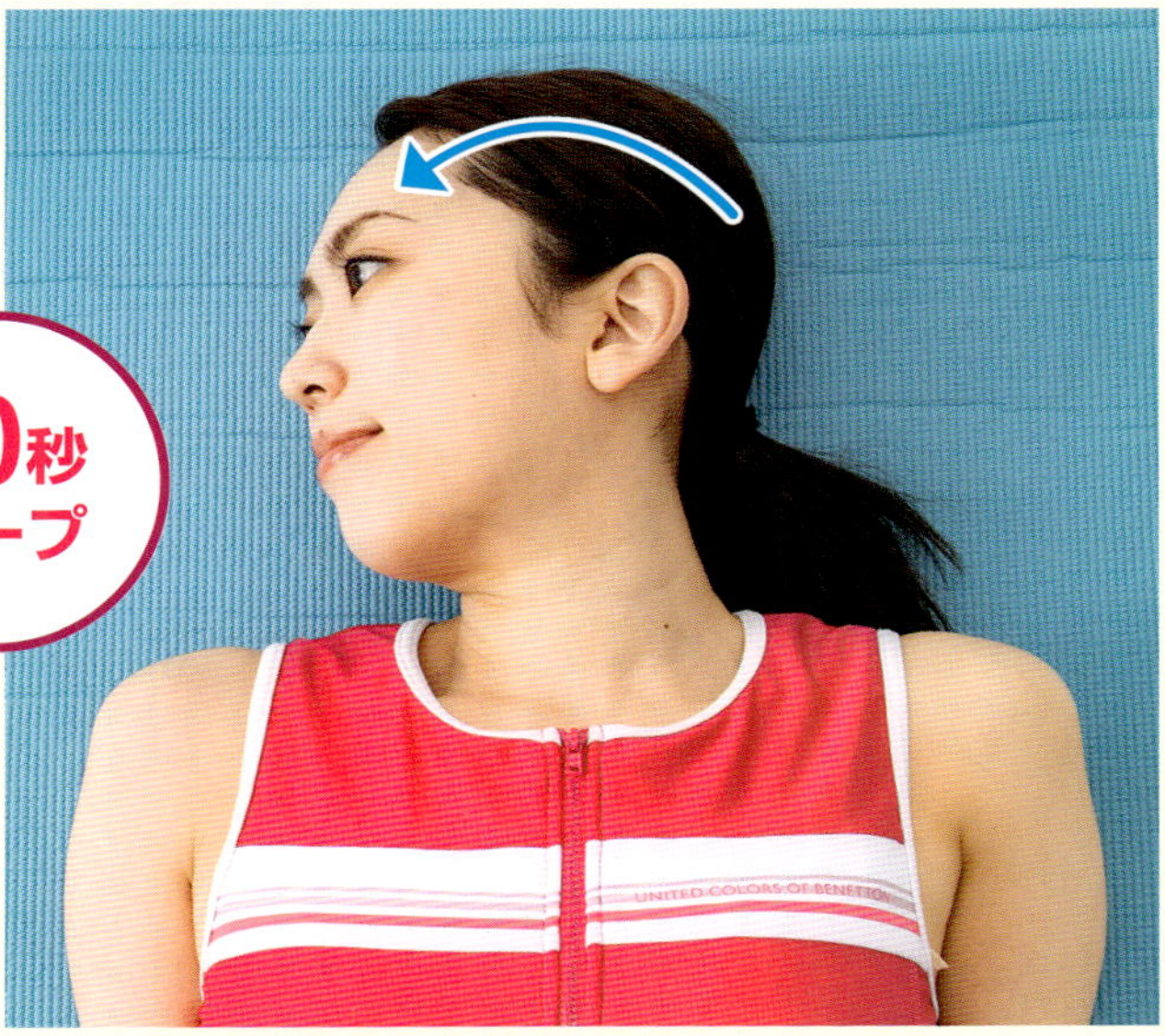

体は動かさず、首だけを右に倒す。その状態を30秒間キープ。

②

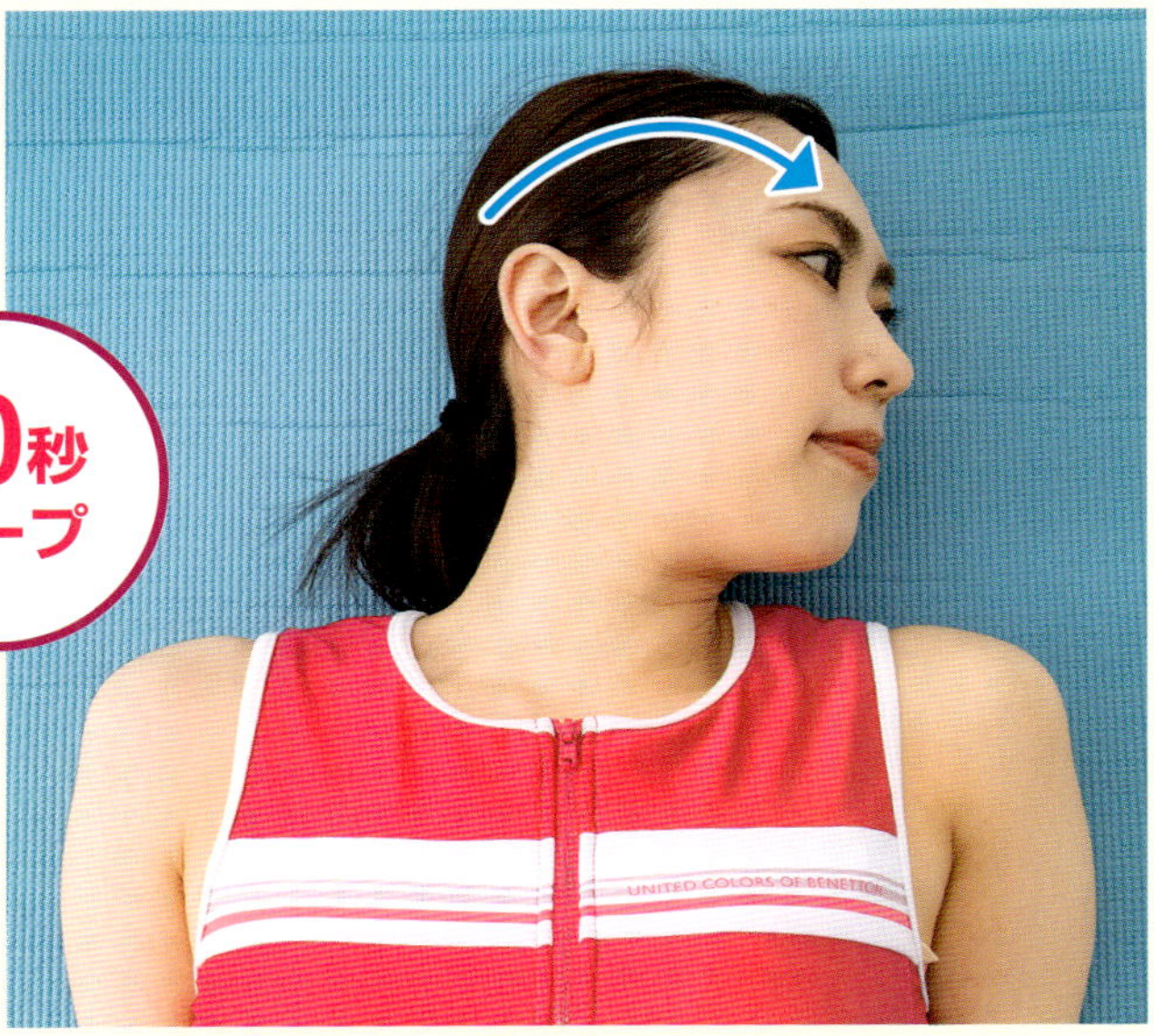

次に、首を左に倒す。その状態を30秒間キープ。

ポイント
- 首や肩に力を入れないこと
- 首だけを倒し、体は動かさない

寝たまま１分股関節エクサ

１セット１分

1分間 ❶❷をくり返す ← ❷ ← ❶ 体操スタート

体操の効果
股関節をほぐすことで全身の血流がよくなり、結果、耳への血流もアップする。

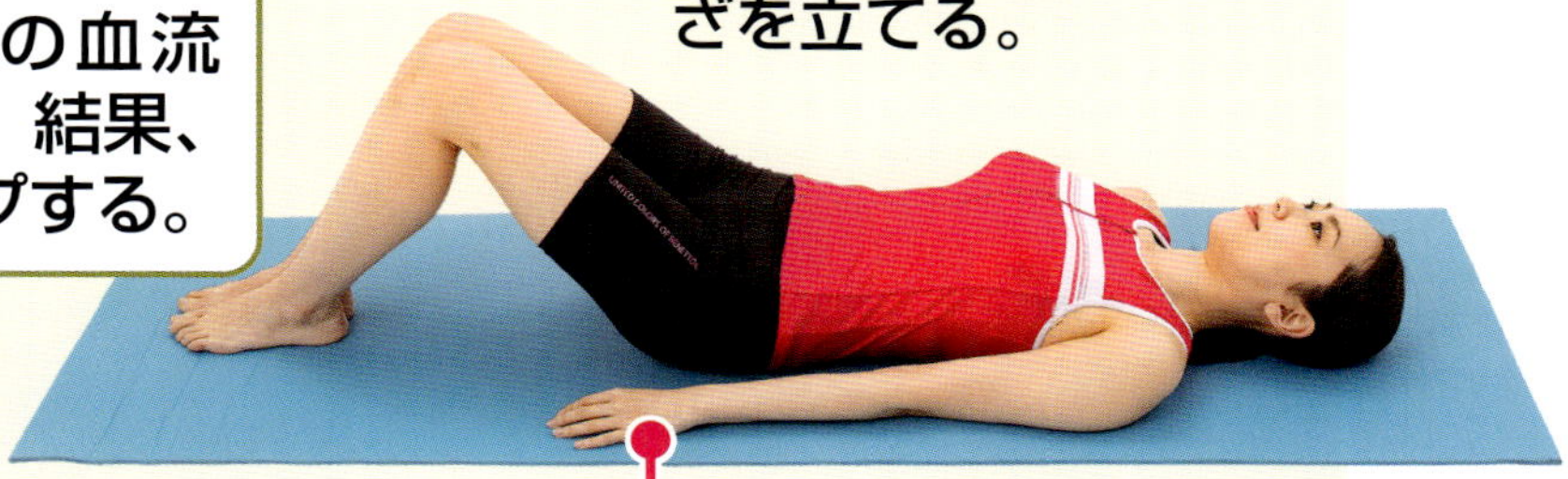

マットなどの上であおむけに寝て、ひざを立てる。

両手は下を向け、自然に開く

ひざは倒せるところまで倒せばOK！

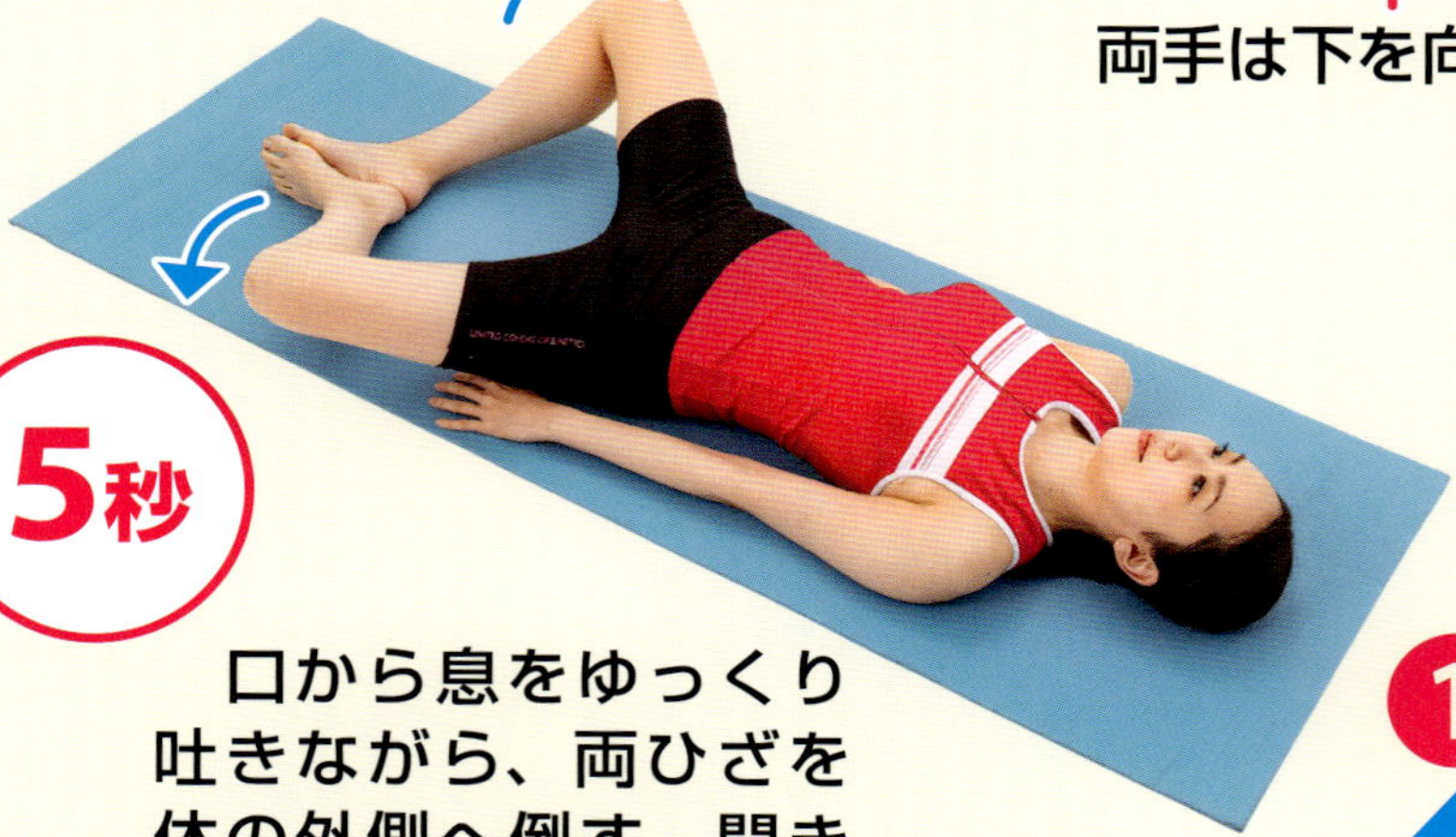

5秒

口から息をゆっくり吐きながら、両ひざを体の外側へ倒す。開き切ったら息を吸う。

❶ ↕ ❷

1セット＝❶❷10秒を6回くり返す

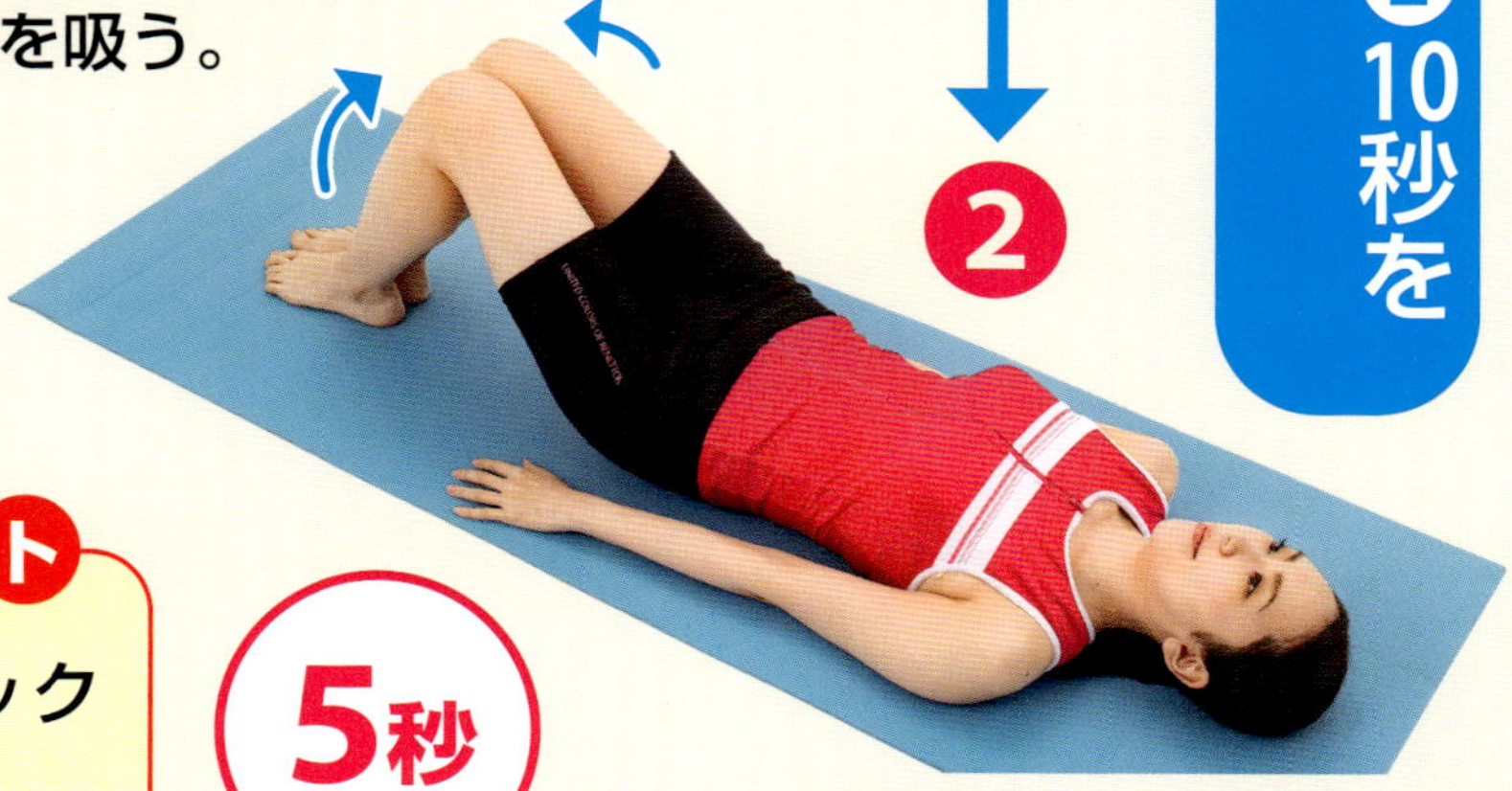

5秒

口から息をゆっくり吐きながら、両ひざをもとの立てひざの状態に戻す。

ポイント
- 全身をリラックスさせて行う
- 股関節に力を入れないこと

酸欠と自律神経の乱れによる耳鳴りやめまいを鎮める 簡単なマインドフルネス「4・4・4呼吸」

第五の耳トレは、マインドフルネスを応用した「4・4・4呼吸」です。マインドフルネスは米国の心理学者が仏教的な瞑想《めいそう》法を再定義した呼吸法で、今この瞬間の体験に意識を向け、なんらとらわれのない状態で、ただ内観（数字を数える）しながら呼吸を続けるのが基本。これによって**不安やストレスが解消されることが、多くの研究から明らかになっています。**

この呼吸法を応用した4・4・4呼吸を行えば、浅い呼吸が正され、酸欠と自律神経（意志とは無関係に血管や内臓の働きを支配する神経）の乱れによる耳鳴りやめまいが軽くなるでしょう。

4つ数えながら呼吸する

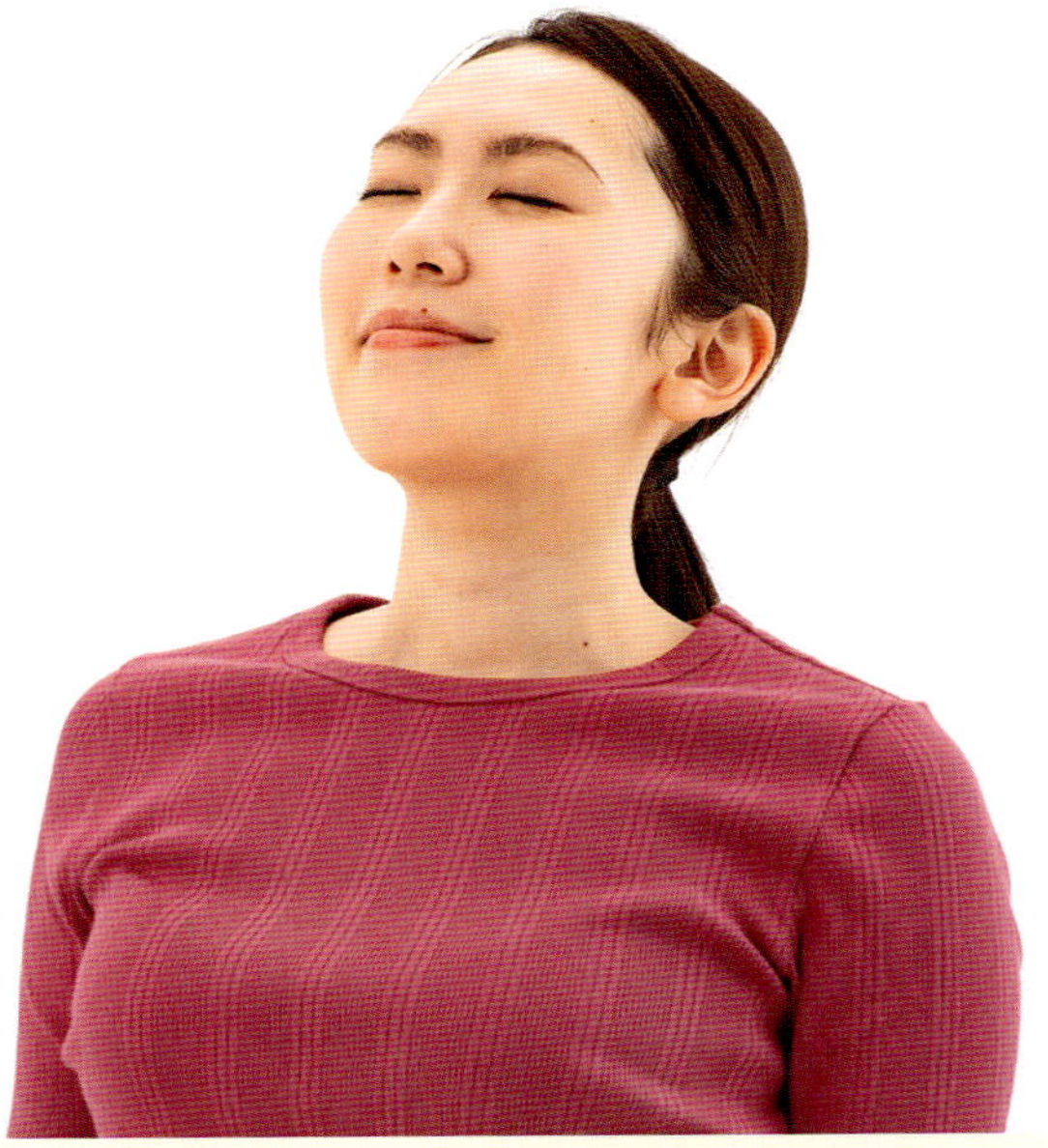

米国の研究で、４つ数えながら呼吸すると、ヨガの瞑想と同じような効果が得られると報告されている。

4・4・4呼吸

1セット約1分

体操の効果

瞑想をするようなつもりで、目を閉じて4つ数えながら呼吸することで、ヨガの瞑想と同様の効果が得られ、浅い呼吸が改善する。その結果、自律神経の乱れが整い、血流が促される。

基本姿勢

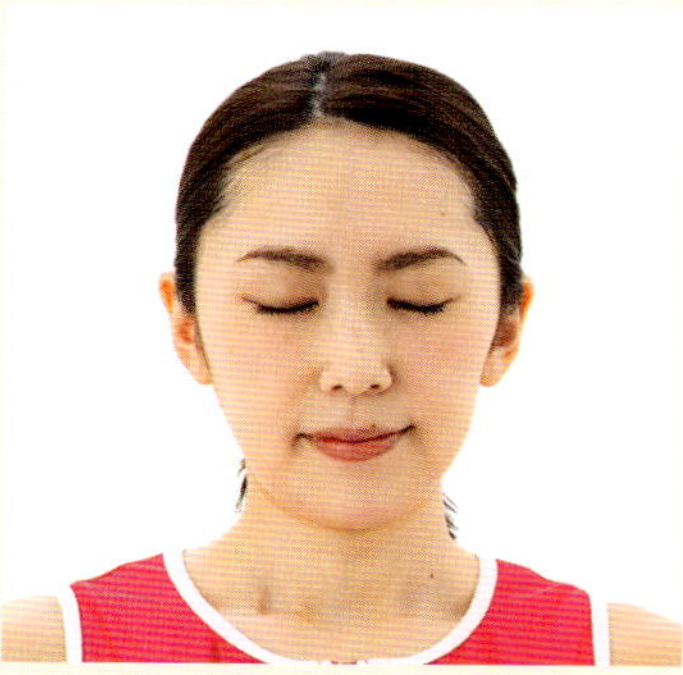

目を閉じてから
体操をスタート！

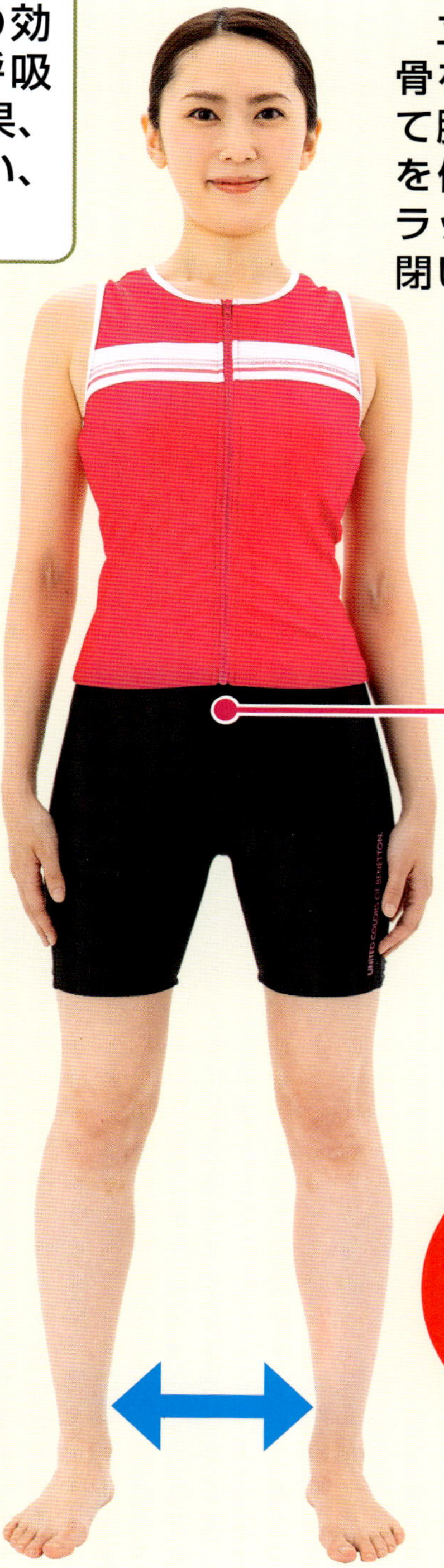

立った姿勢で肩甲骨を寄せるようにして胸を張り、背すじを伸ばす。全身をリラックスさせ、目を閉じる。

丹田

へそから
4～5センチ下。

息を止めるときは、へそ下にある丹田に息をためるイメージで行うといい。

両足は
肩幅に開く

1日
何回でも
OK

① 体操スタート

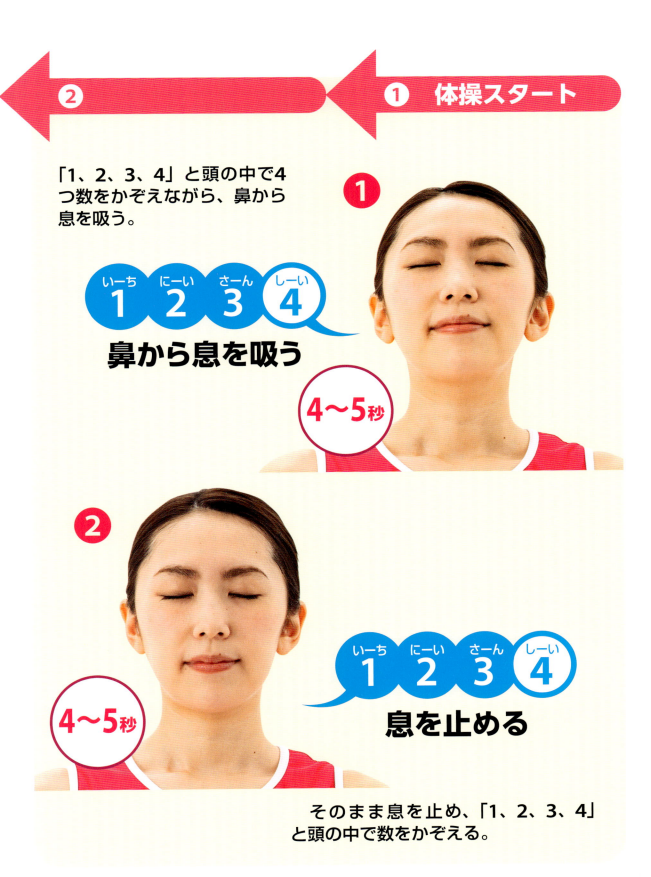

②

①

「1、2、3、4」と頭の中で4つ数をかぞえながら、鼻から息を吸う。

1《いーち》 2《にーい》 3《さーん》 4《しーい》

鼻から息を吸う

4～5秒

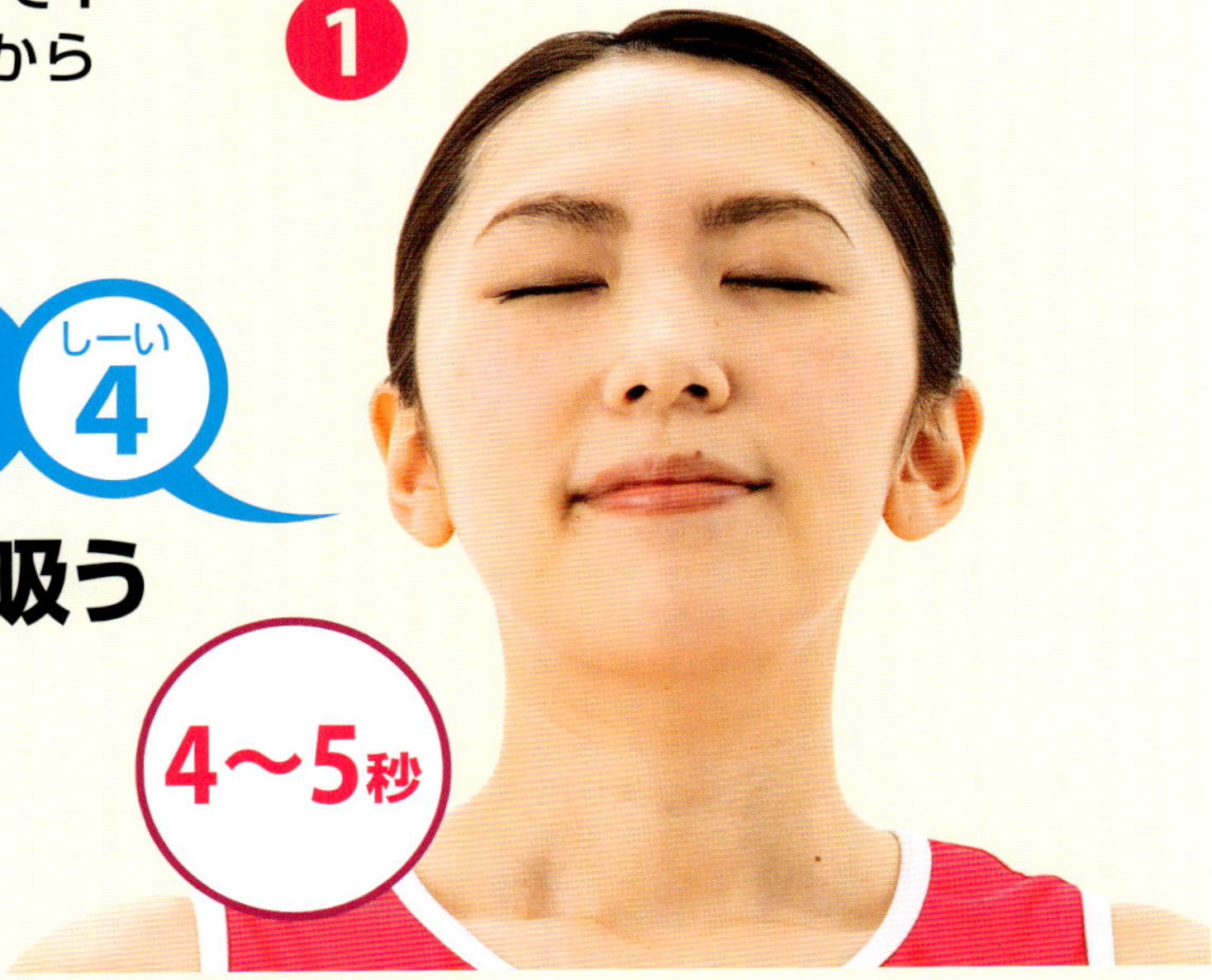

②

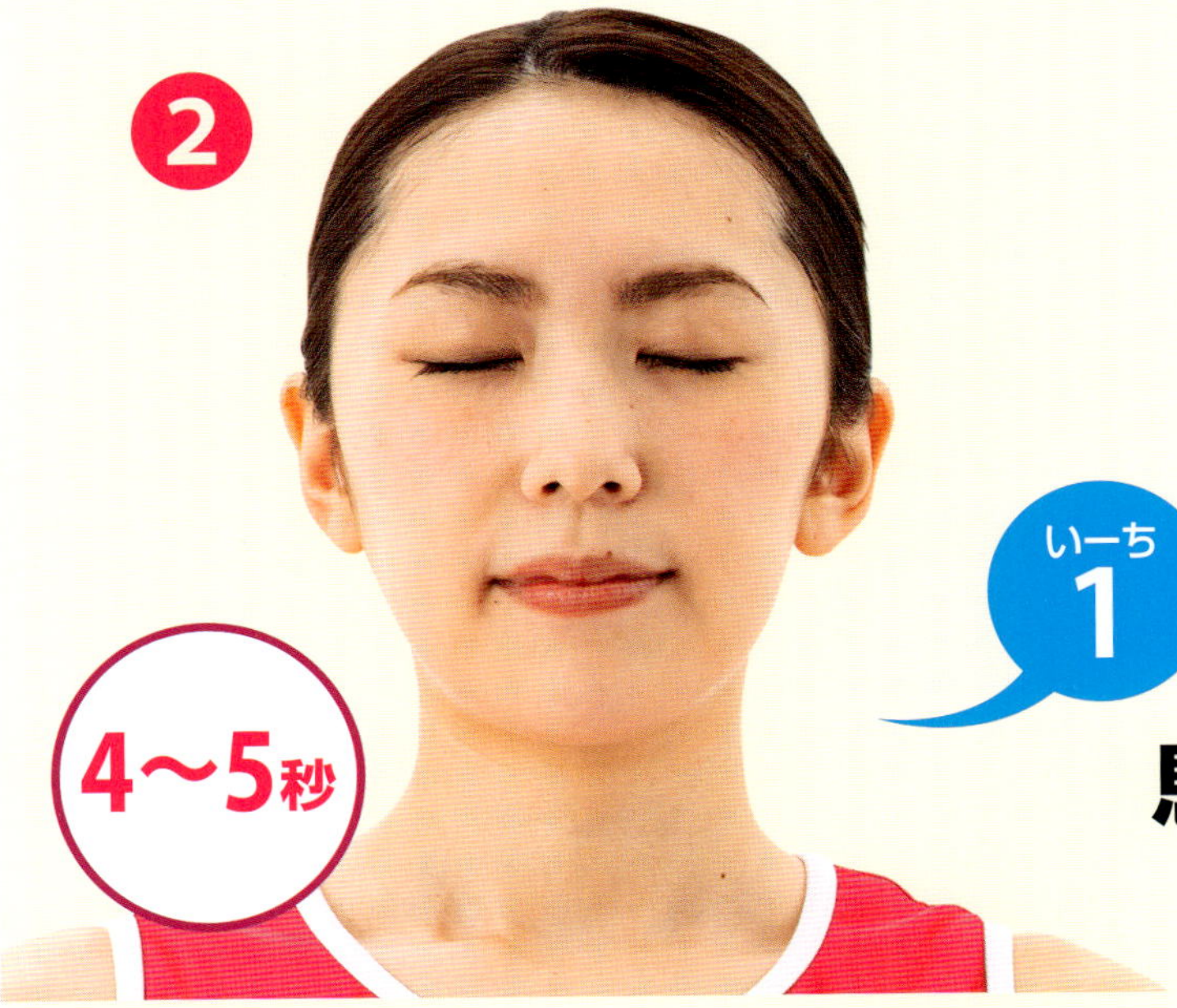

4～5秒

1《いーち》 2《にーい》 3《さーん》 4《しーい》

息を止める

そのまま息を止め、「1、2、3、4」と頭の中で数をかぞえる。

耳トレ 5

4・4・4呼吸

1セット約1分

約1分 ← ❶～❸を4～5回くり返す ← ❸

❶～❸を4～5回くり返すことを1セット（約1分）とし、3セット程度行う

❸ 4～5秒

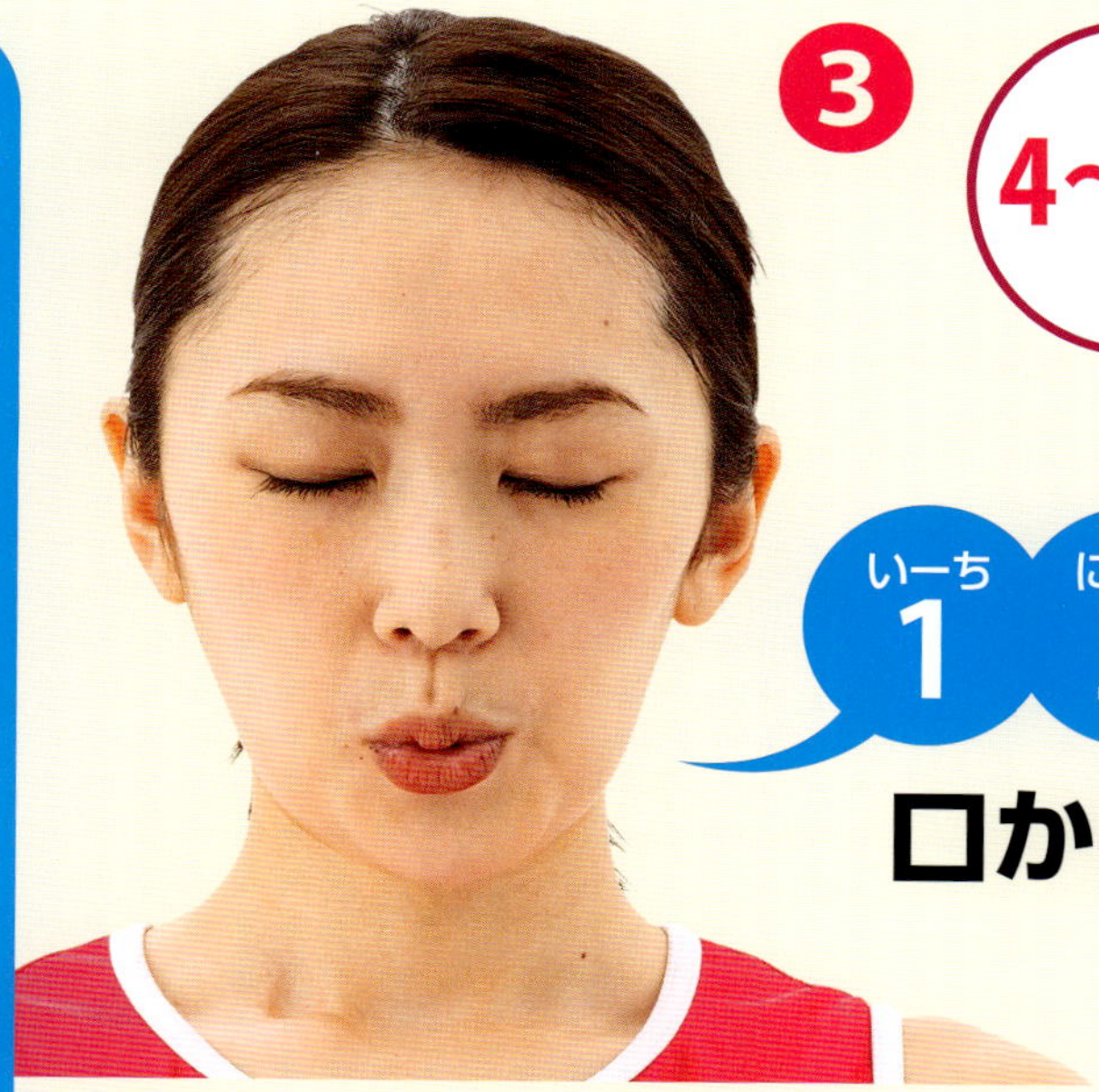

1《いーち》 2《にーい》 3《さーん》 4《しーい》

口から息を吐く

「1、2、3、4」と頭の中で4つ数をかぞえながら、口から息を吐く。

全体の流れ（1セット）

❸ ← ❷ ← ❶

5～6回くり返す

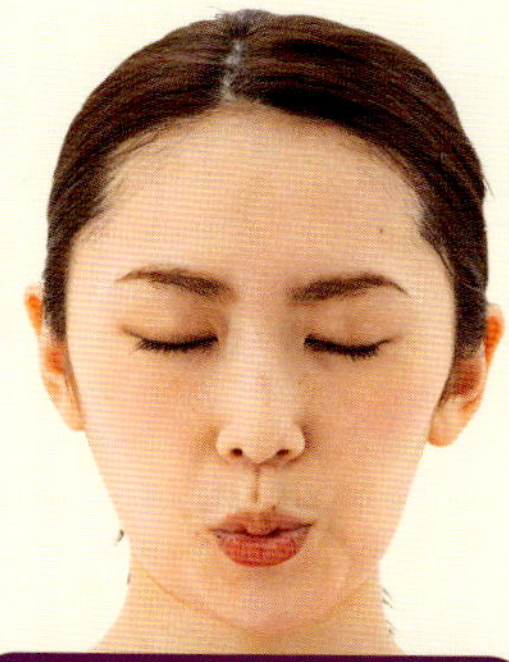

息を吐く

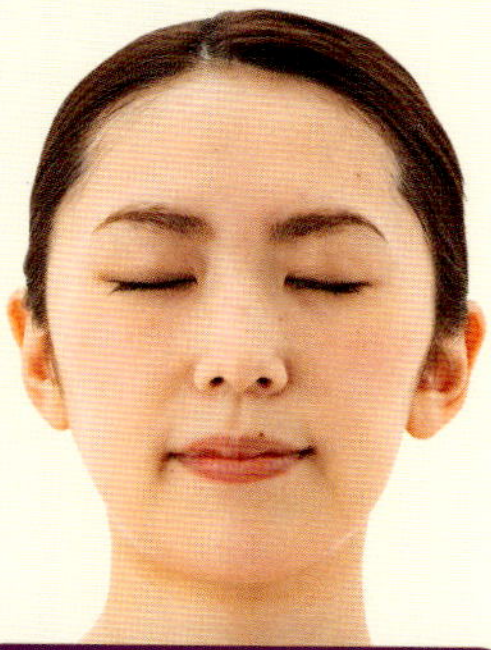

息を止める

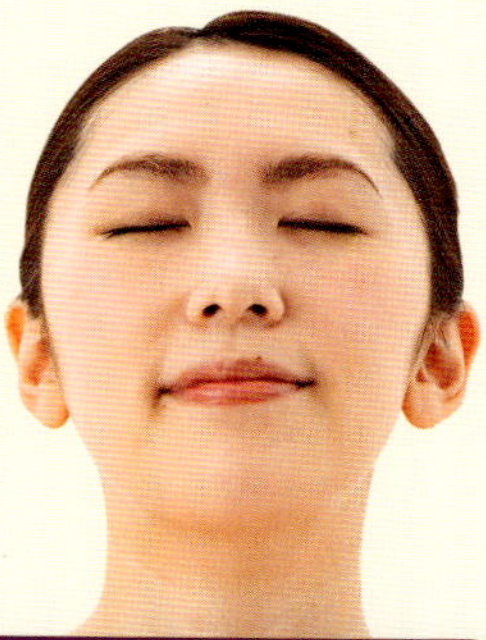

息を吸う

※特に、起床後・就寝前の1日2回行うといい

第3章

加齢による耳鳴り・難聴に効く！衰えた内耳や聴神経の働きを高め自律神経も整う「朝の1分耳すまし」

元国際医療福祉大学
医学部耳鼻咽喉科教授
中川雅文

加齢とともに進む難聴の要因は主に8つあり、騒音をさけるなどの対策で発症も悪化も防げる

年を取れば誰でも難聴になると誤解している人は少なくありません。**聞こえが低下する要因には❶遺伝的素因、❷中耳炎《ちゅうじ》、❸薬などの副作用、❹騒音、❺喫煙、❻糖尿病、❼高血圧、❽アルコールの過飲などがあります。実は、これらの要因が加齢とともに複雑に重なることで、難聴を引き起こす**のです。

近年、特に問題視されているのは、4番めにリストアップした「騒音」です。大きな音が耳に悪いだけでなく、こうした音を長く聞きつづけることも同じくらいに耳に悪いことが近年の研究で明らかになっています。

若いうちは、ある程度の音のダメージなら耳を休ませることで難聴にまで至らずにすむこともあるでしょう。しかし、中年期以降は、悲鳴を上げている耳（耳鳴り、耳のつまり感など）に追い打ちをかける問題がいくつも生じてきます。

喫煙、高血圧、糖尿病、肥満が長く続くと、体内では動脈硬化（血管の老化）が徐々に進行していきます。**動脈硬化に伴う血流の悪化は、さまざまな臓器で問題を引**

聞こえの悪さを放置するのは禁物

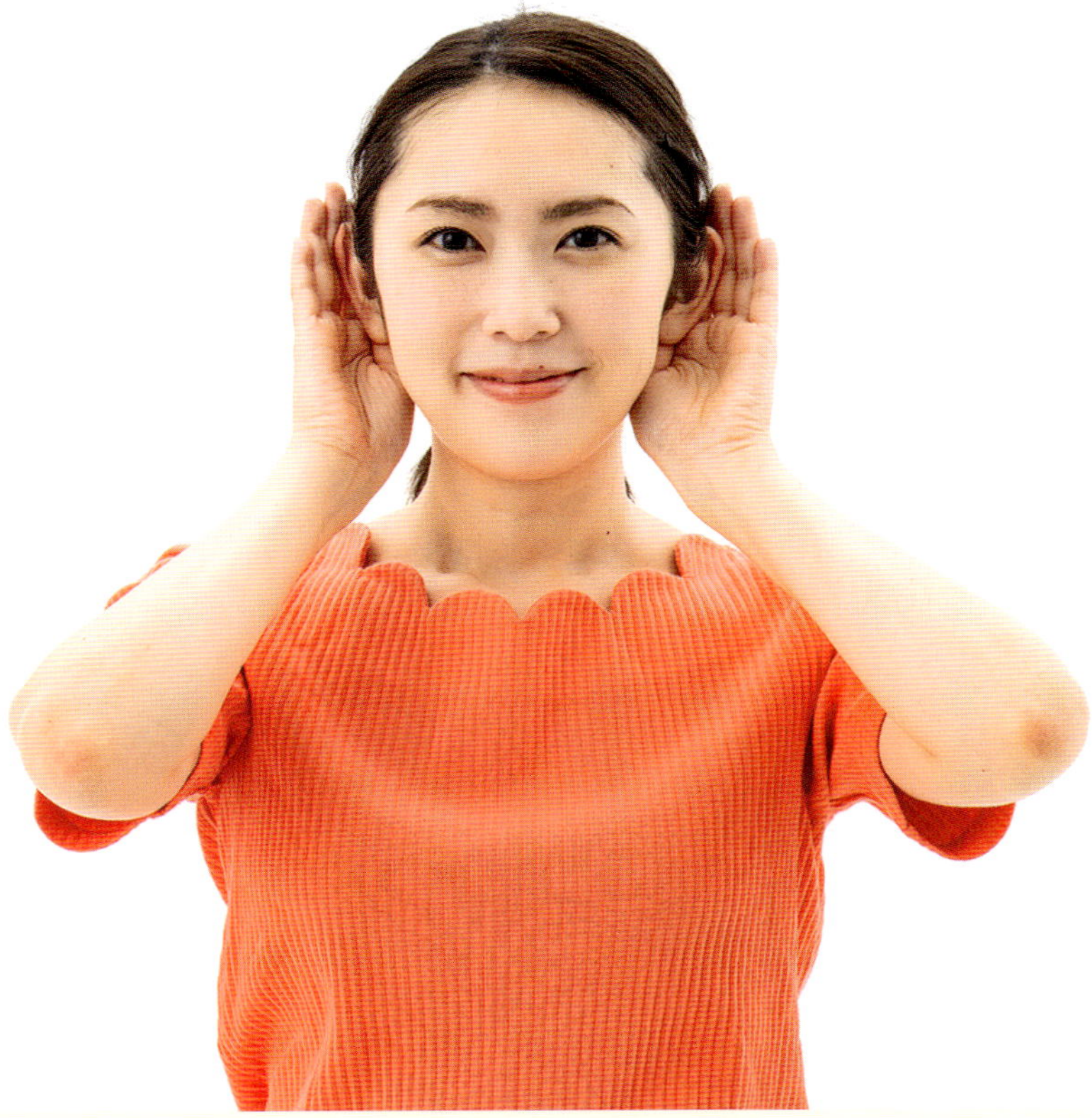

加齢とともに、騒音など8つの要因が重なって難聴を引き起こす。少しの聞こえの悪さであっても、気づいたら放置するのは禁物。

き起こしますが、耳も例外ではありません。血流が悪くなると内耳《ないじ》の代謝や回復力が衰えるため、音による耳のダメージの自己修復が難しくなることで、中年期以降に耳の不調が加速的に進行していくのです。

聞こえを悪くしないための対策は実にシンプルで、次のとおり。

- **WHOの啓発活動（12ページ参照）の内容を実践すること**
- **ふくらはぎをよく動かすこと、冷やさないこと**
- **耳や血管にいい栄養（亜鉛、オメガ3など）をとる**
- **節酒・禁煙を守り、糖質は少なめにする**

これらを実践するだけで難聴は予防できるし、耳の不調が始まっていても悪化させないことが可能です。

加齢やストレスによる自律神経の乱れを整え耳の不調を改善！ 一日のスタートに最適な「朝の1分耳すまし」

四季折々の変化、太陽と月の光——そんな地球の自転と月の引力が生み出すリズムは、私たちに、人として最も大切なパワーを与えてくれています。

しかし、私たちが生活する世界は、日中は喧噪《けんそう》にあふれ、夜は街に明かりが煌々《こうこう》と輝いており、自然のもたらす闇の世界とはまるで違います。**私たちはこうしたストレスによって、加齢とともに概日リズム（地球の自転が生み出すリズム）が乱れ、自律神経（意志とは無関係に血管や内臓の働きを支配する神経）のバランスを損ないます。**その結果、多くの人に、朝の目覚めが悪い、食欲がない、寝つきが悪いといった体の不調をもたらしますが、特に耳の不調のある人は耳鳴りなどの症状が悪化しやすいので、概日リズムを整えることが重要です。

そこで、**おすすめなのが「朝の1分耳すまし」。やり方は49～50ﾍﾟｰｼﾞで図解しますが、耳をすませながら「4・4・4呼吸」（42～44ﾍﾟｰｼﾞ参照）も行うと、より効果的**です。自律神経が整い、耳の不調から解放された一日を過ごせるでしょう。

耳トレ 6

朝の1分耳すまし

1セット 1分

体操の効果

朝日を浴びる、心地よい外気を感じ取ることで、乱れた自律神経がリセットされる。朝行うことで、一日じゅう耳のコンディションがよくなる。

基本姿勢

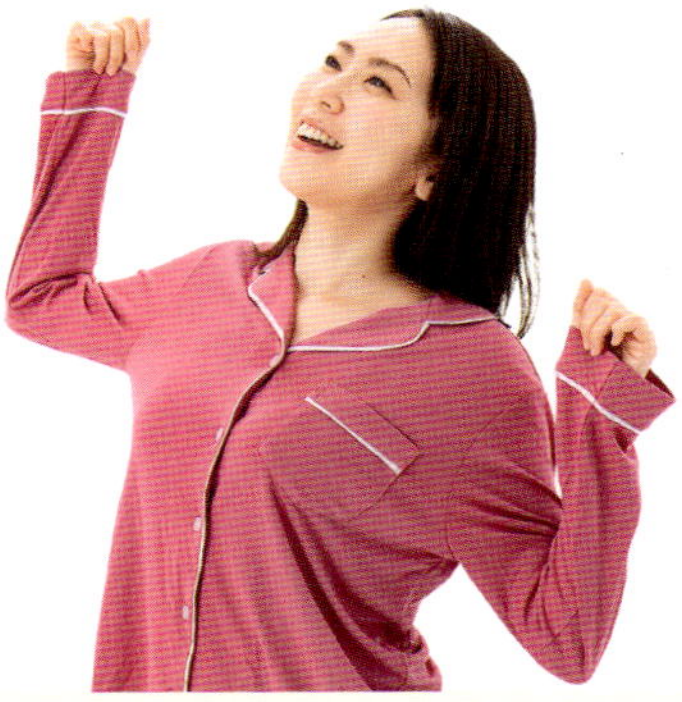

起床後すぐに行う

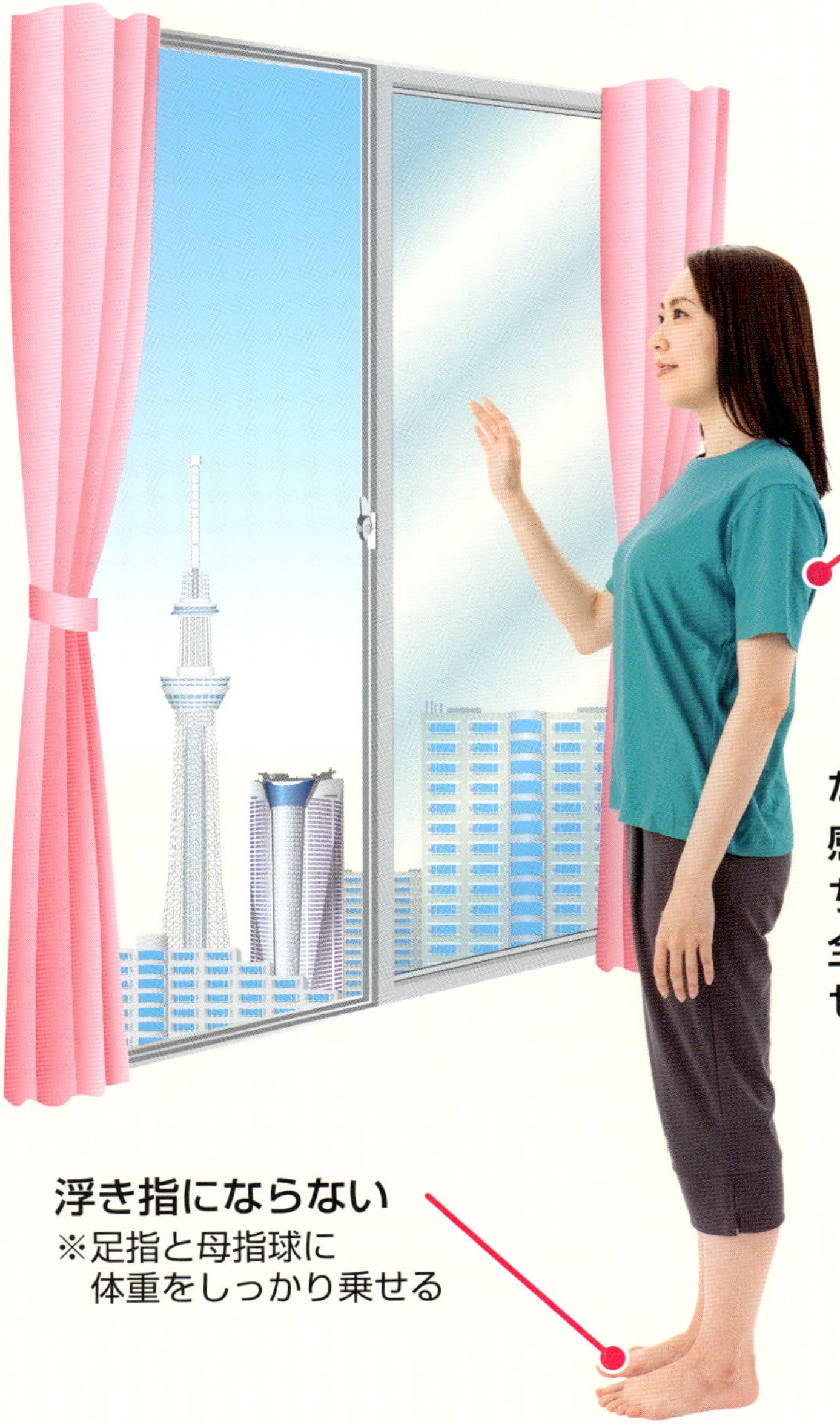

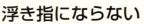

背すじをピンと伸ばす

外に出るか、室内なら窓をあけて風を感じられる場所に立ち、背すじを伸ばす。全身をリラックスさせる。

浮き指にならない

※足指と母指球に体重をしっかり乗せる

起床後、毎朝1セット

耳トレ 6

朝の1分耳すまし

1セット1分

3分 ← 3分を目標に！ ← 1分 ← 体操スタート

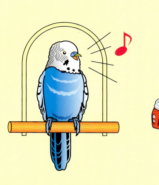

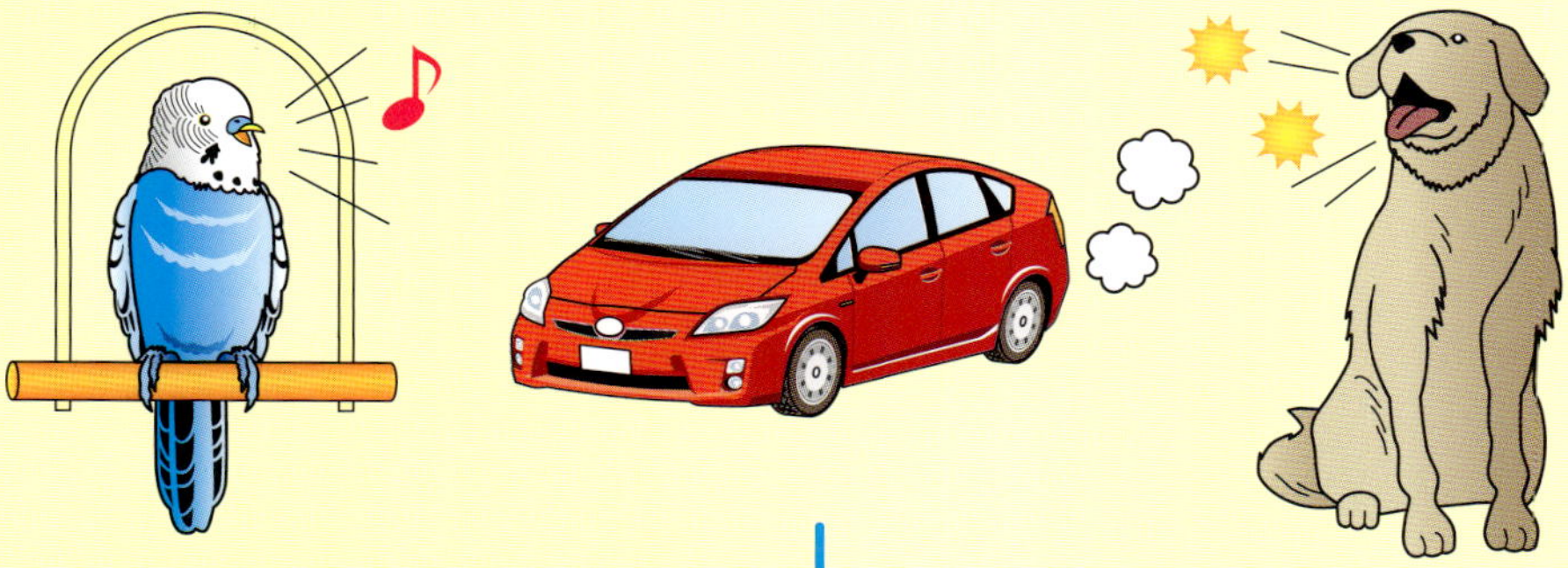

ポイント

- 外から入ってくる音に意識を集中させる
- 3分間くらい続けて行うと、より効果的
- 耳をすませながら、4・4・4呼吸（42〜44ページ）を行うと効果が高まる

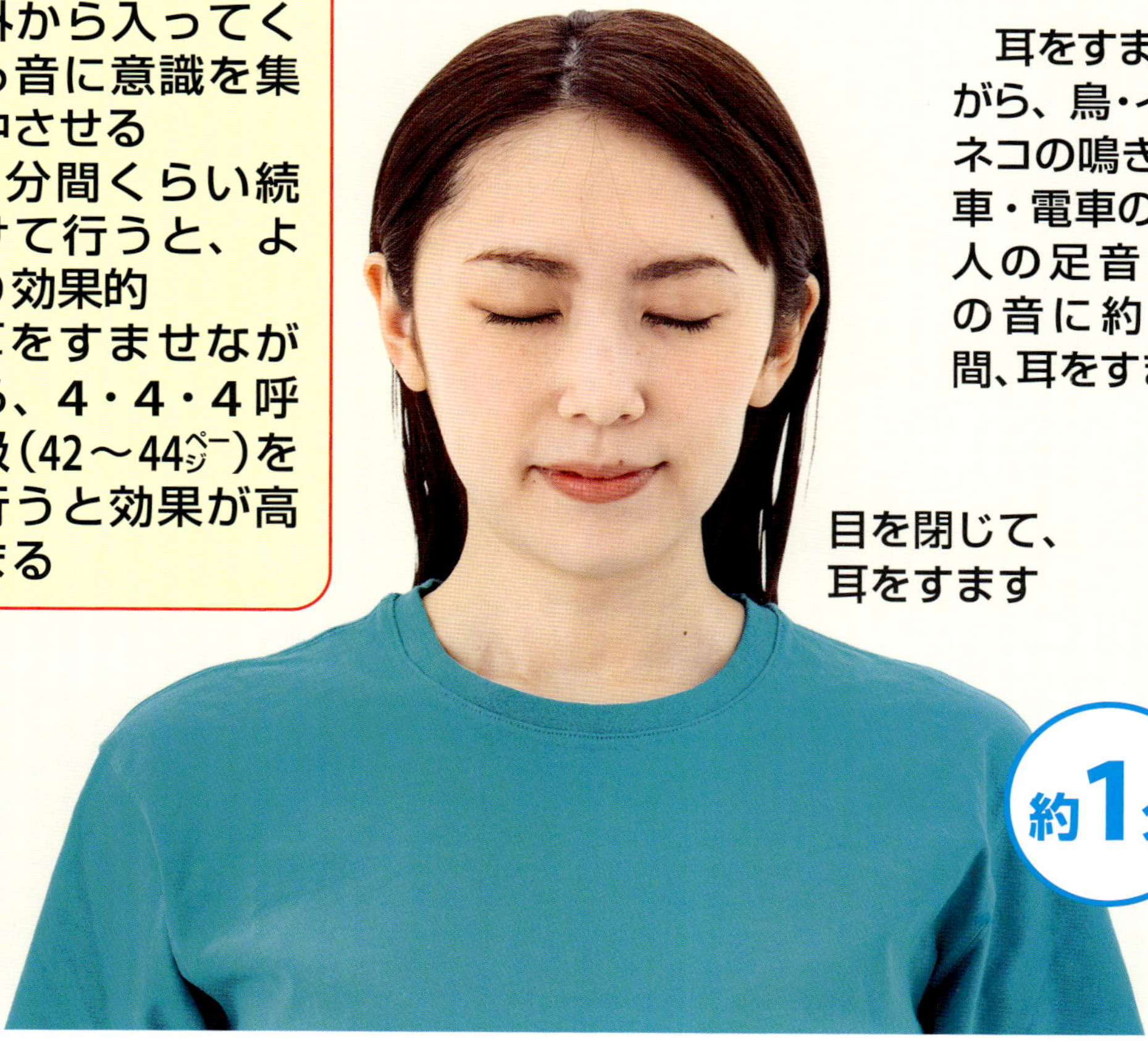

耳をすませながら、鳥・イヌ・ネコの鳴き声、車・電車の音、人の足音などの音に約1分間、耳をすます。

目を閉じて、耳をすます

約1分

耳鳴りや聞こえにくさは頭の筋肉のこりでも年々起こりやすくなり「側頭筋ほぐし」なら頭痛まで軽快！

次に紹介する耳トレは**「側頭筋ほぐし」**です。

こめかみには側頭筋があり、その裏側には側頭頭頂筋と耳介筋《じかい》があります。側頭筋は噛《か》み合わせのための筋肉、側頭頭頂筋と耳介筋は耳を動かすための筋肉です。歯ぎしりのある人や噛み合わせの悪い人は、側頭筋にこりが生じます。

私たち人間は、ウマやウサギのように耳を大きく動かすことはできませんが、**側頭筋、側頭頭頂筋、耳介筋は音に対して筋肉の収縮を生じています。聞こえが悪いまま放置していると、加齢とともに、これらの筋肉は硬くこわばり、やせていきます。こうした筋肉のこわばりを取り除くのが、側頭筋ほぐしです。**

人さし指と親指の間に耳たぶが収まるように指を軽く広げて、こめかみに手を置いたときに、人さし指から小指の下に広がっているのが側頭筋です。この筋肉を指でグルグルとマッサージします。ポイントは、爪《つめ》を立てずに指の腹でマッサージすることです。くわしいやり方は、52〜54ジペーの図解を参照してください。

耳トレ 7

側頭筋ほぐし

1セット1分

体操スタート

体操の効果

両耳の上にある側頭筋の奥深くは、悪玉物質がたまりやすいエリア。ここをマッサージすることで血流がよくなり、悪玉物質の排出が促される。

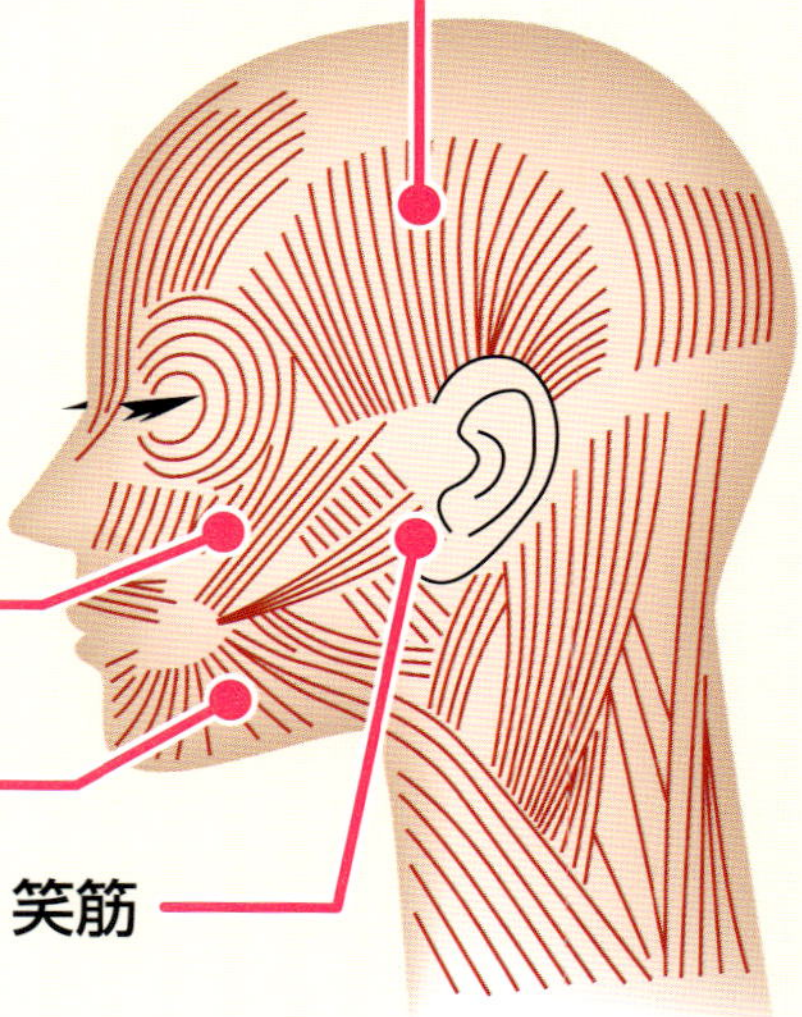

基本姿勢

正面を向いて、両手の指を側頭部に当てる。

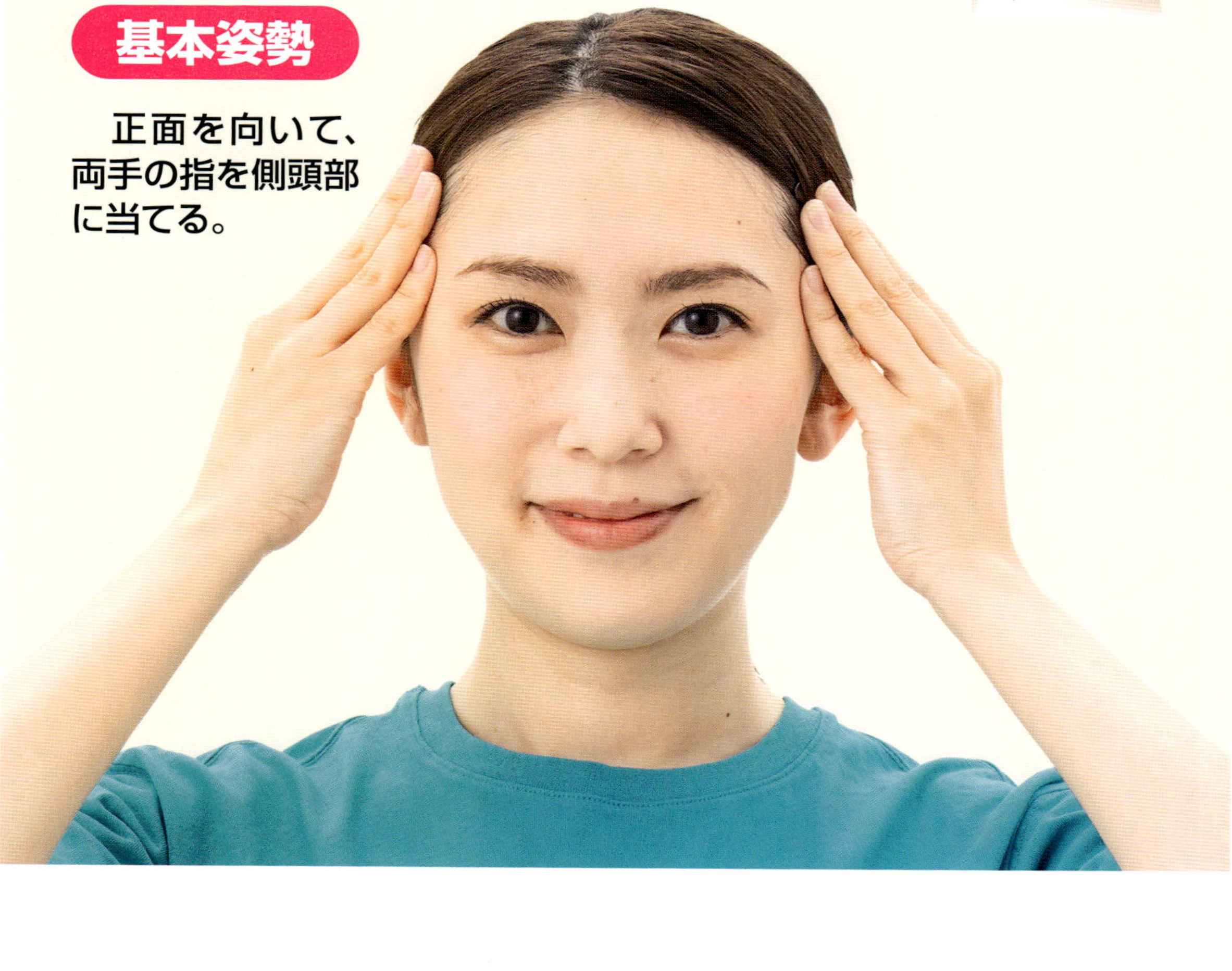

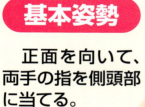

② ①

人さし指と中指の腹でこめかみを押して、円を描くようにグルグルとマッサージする。

10回ぐるぐるマッサージ 20秒

①

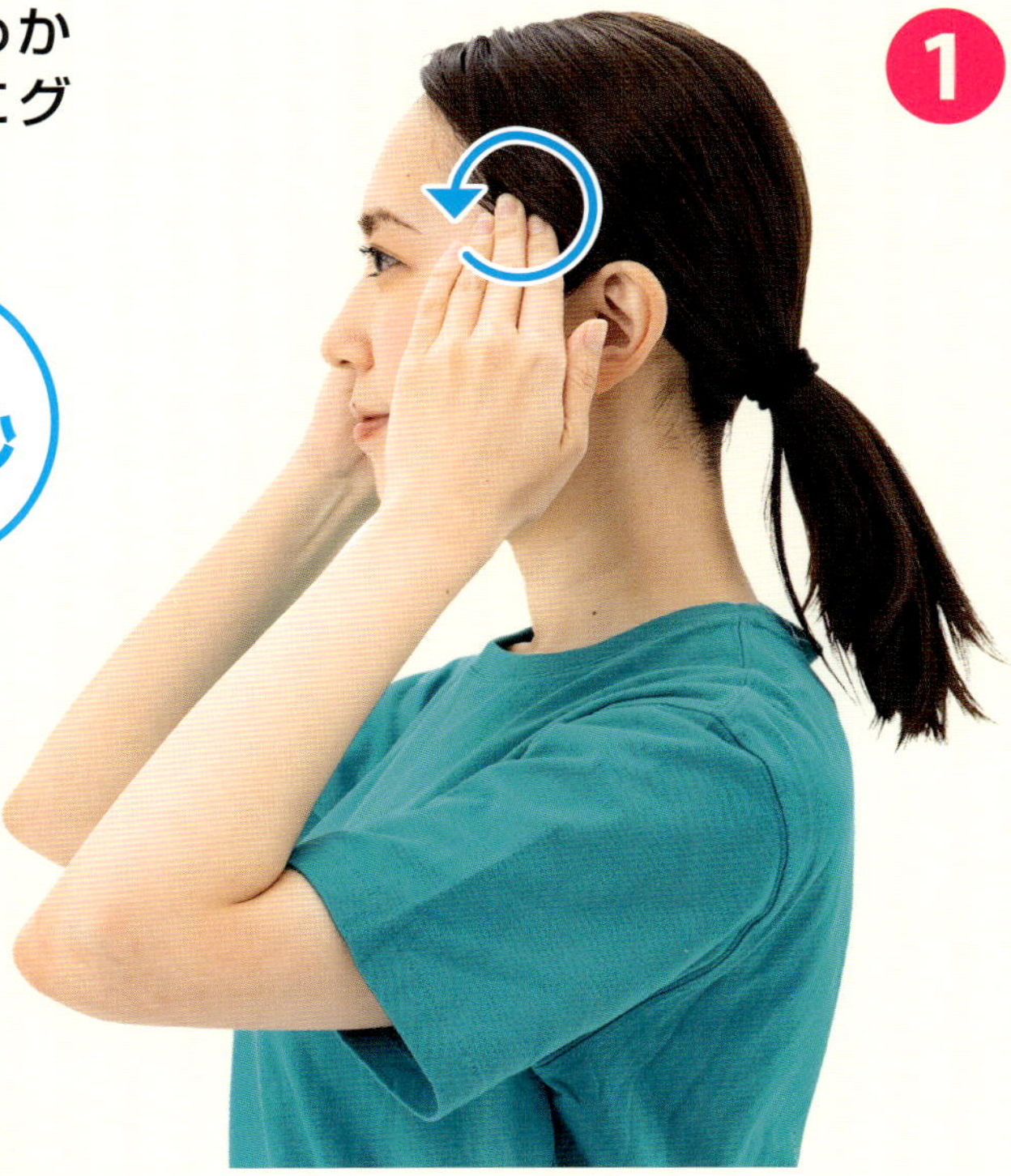

②

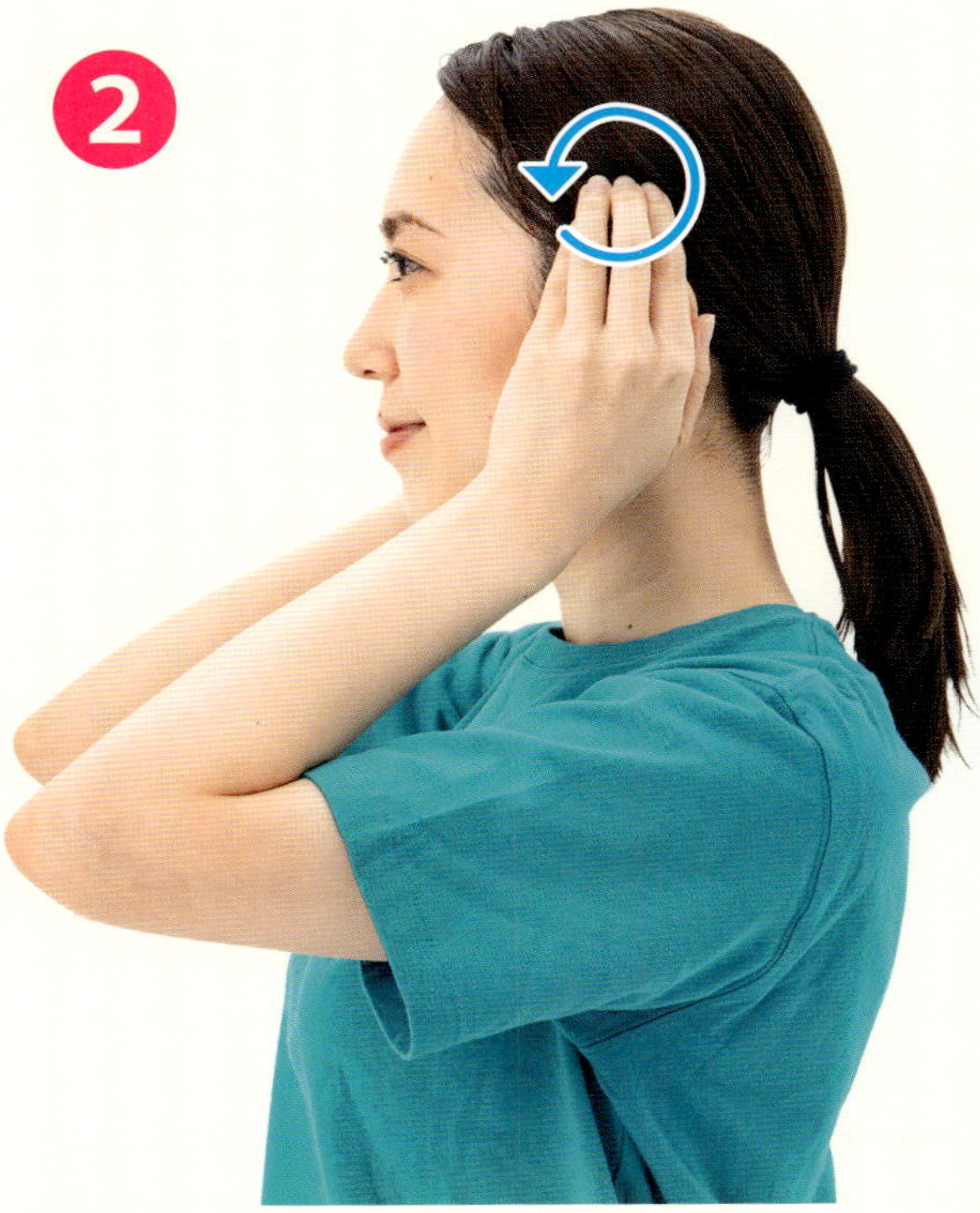

10回ぐるぐるマッサージ 20秒

両手の指を耳の真上に移動して、人さし指と中指の腹でグルグルとマッサージする。

耳トレ 7

側頭筋ほぐし

1セット1分

1分

③

両手の指を耳の後ろの生え際に移す。うなじに向かって3センチずつずらしながら、人さし指と中指の腹でグルグルとマッサージする。

10回グルグルとマッサージ 20秒

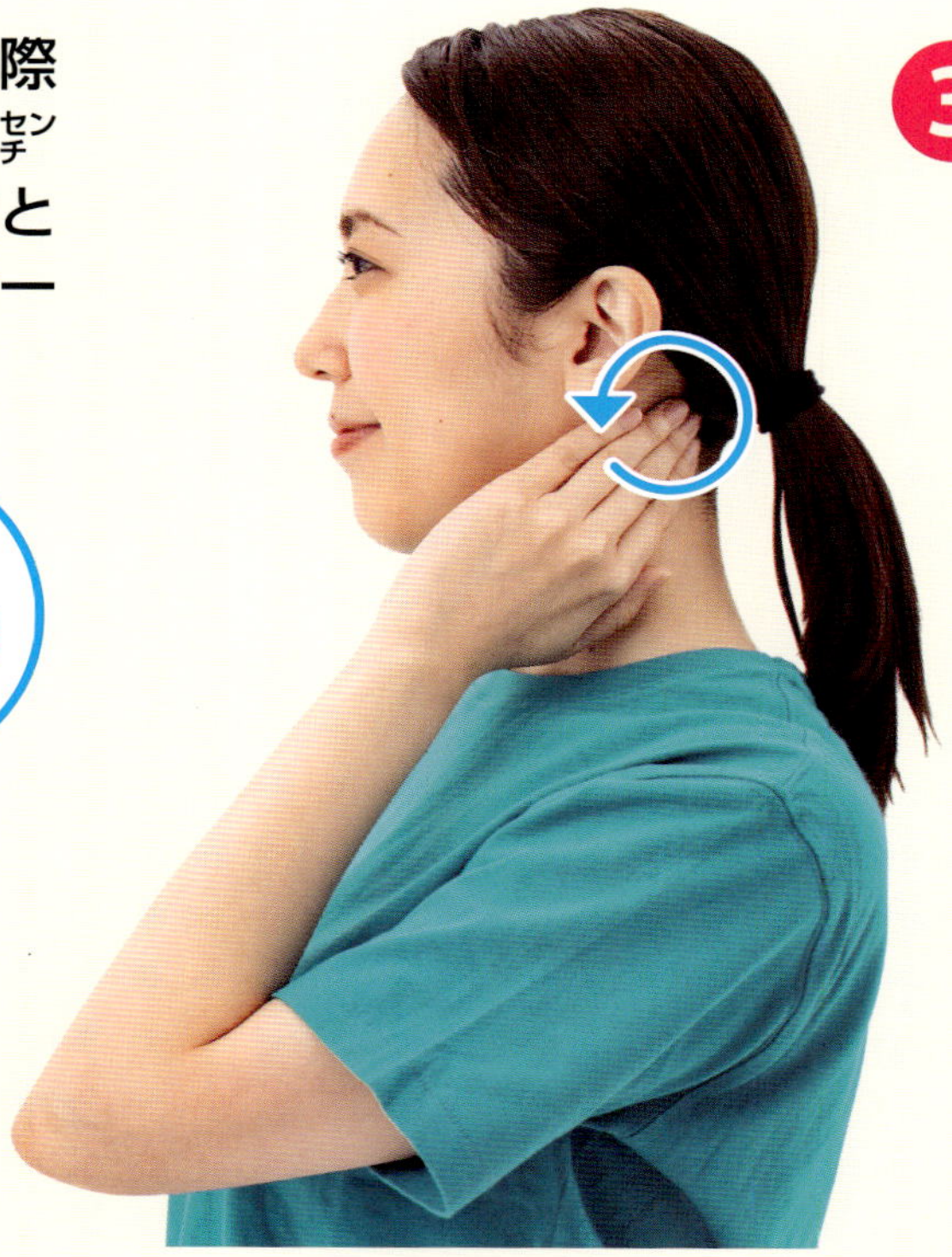

全体の流れ（1セット）

③ ← ② ← ①

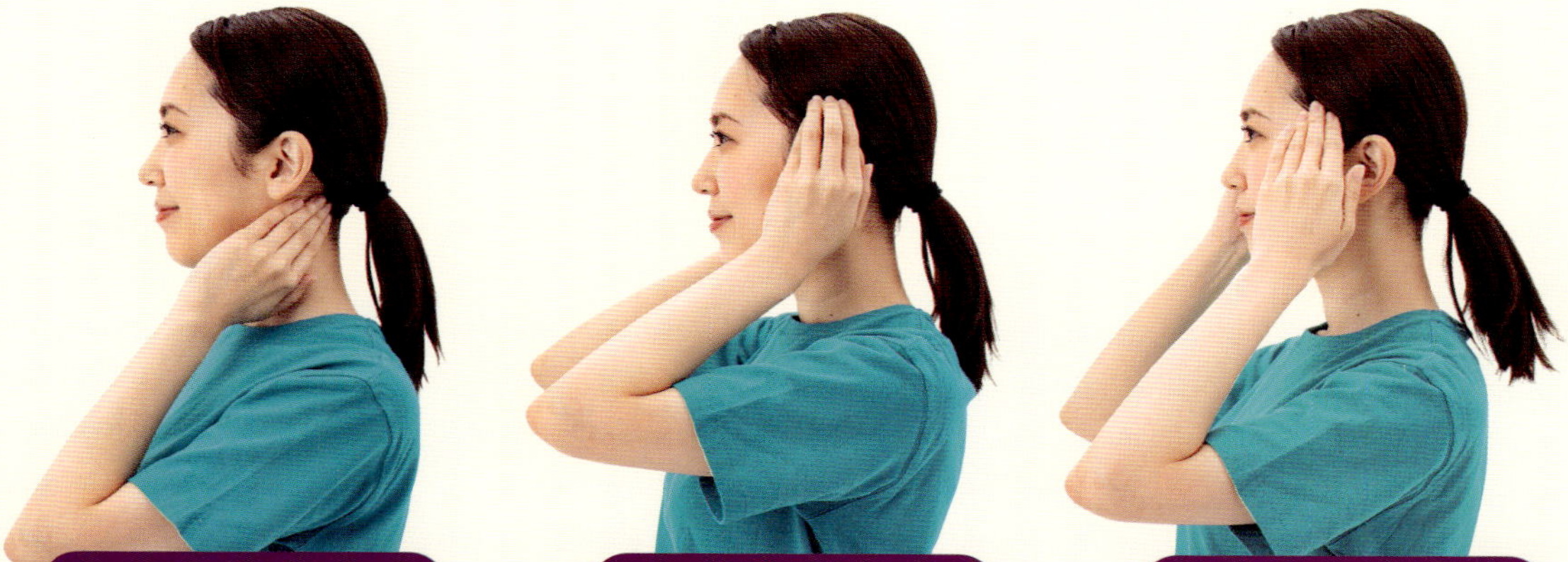

うなじ　側頭筋　こめかみ

耳と直結する表情筋を大きく動かし、聞こえの悪さもシワ・たるみも退ける「声出し笑い1分エクサ」

加齢で女性が最も気になるのは、顔のシワやたるみではないでしょうか。

顔の表情筋は、顔面神経を介して中耳《ちゅうじ》のアブミ骨筋と連動しています。そのため、聞こえが悪くなってアブミ骨筋があまり動かなくなると、顔のシワが増えたり、たるんだりして実年齢よりも老けて見える原因になります。

聞こえの悪さだけでなく、顔のシワやたるみに悩まされている人には、加齢で衰えた表情筋やアブミ骨筋を動かす「声出し笑い1分エクサ」がおすすめです。

声出し笑い1分エクサでは、口角を上げて笑顔を作り、口を大きくあけて「わーっはっはっ…」と笑います。コツは、横隔膜の動きを意識しながら、息を吐き切るまで笑いつづけることです。息を吐き切ったら、息を吸って再び声を出して笑いましょう。くわしくは、56～57ページの図解を参照してください。

このように作り笑いをするだけでも、表情筋やアブミ骨筋の運動につながります。笑うことでストレスが発散され、心の癒《い》やし効果も得られます。

耳トレ 8

声出し笑い１分エクサ

1セット **1** 分

① 体操スタート

体操の効果

表情筋と耳の筋肉（アブミ骨筋）は顔面神経を介して連動しているため、笑うことで表情筋を動かせば聴力の改善が期待できる。リラックス効果やシワ・たるみ取り効果も期待大。

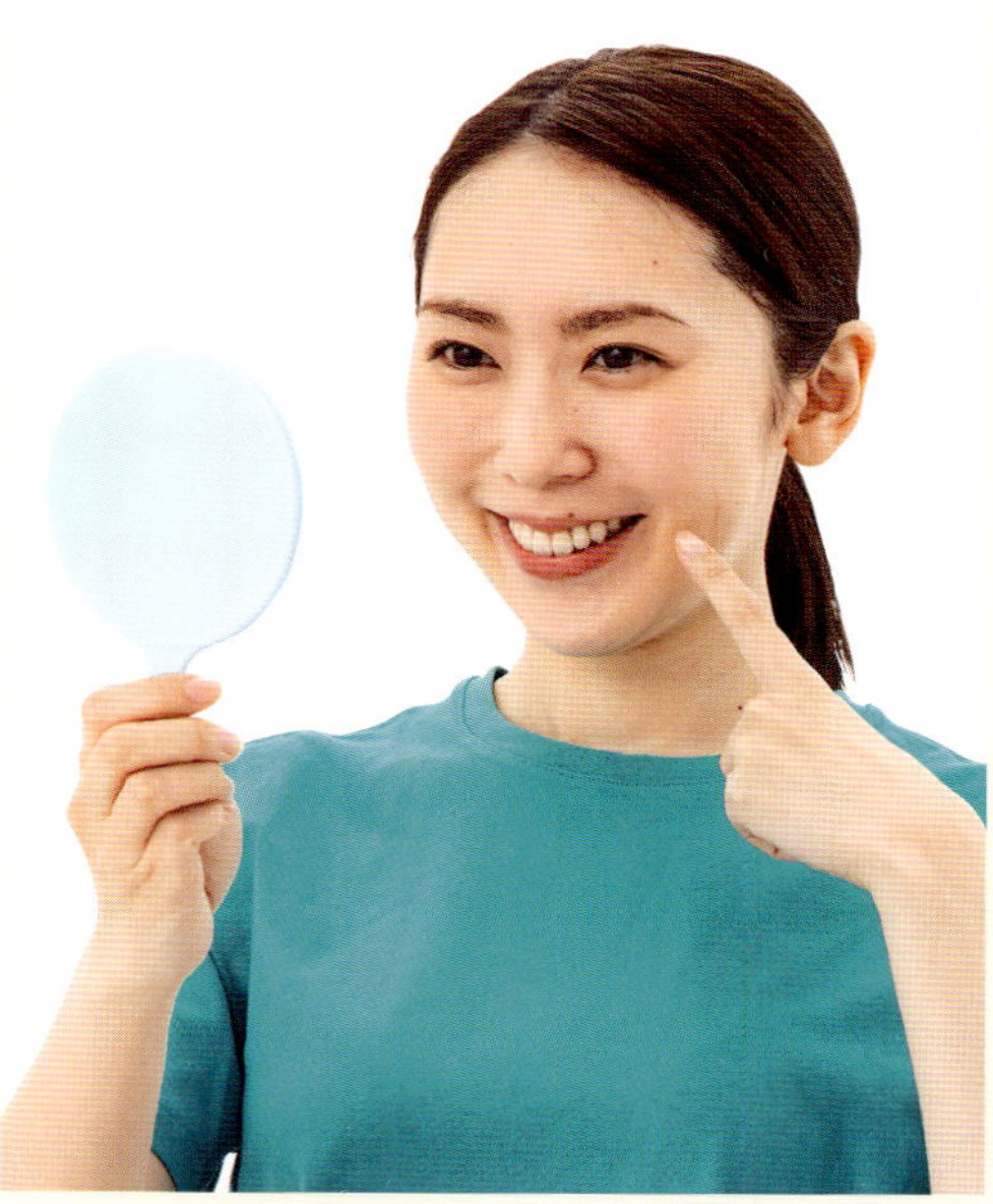

慣れないうちは、鏡に顔を映しながら行うといい。

1

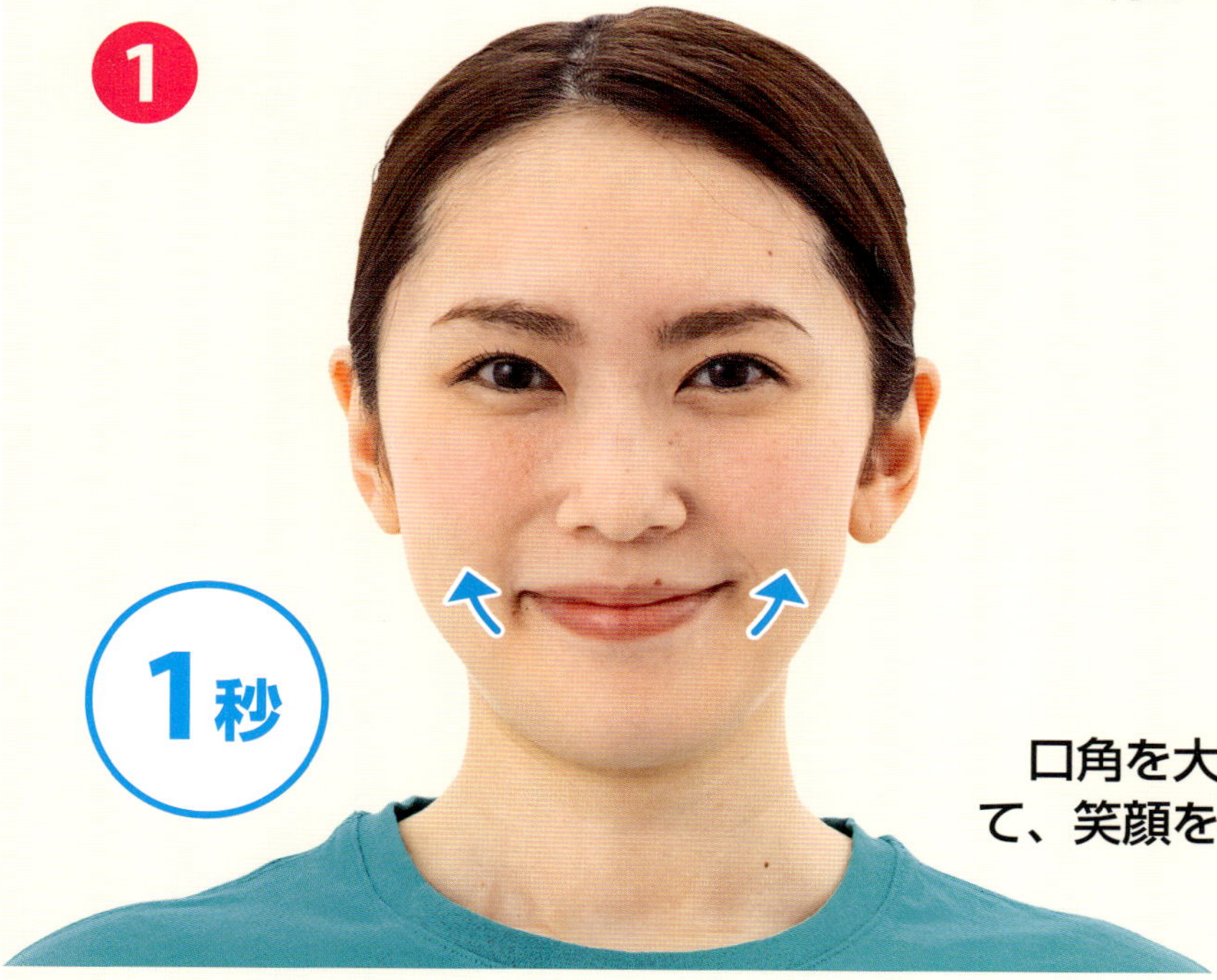

1秒

口角を大きく引き上げて、笑顔を作る。

約1分 ← ①〜③をくり返す ← ③ ← ②

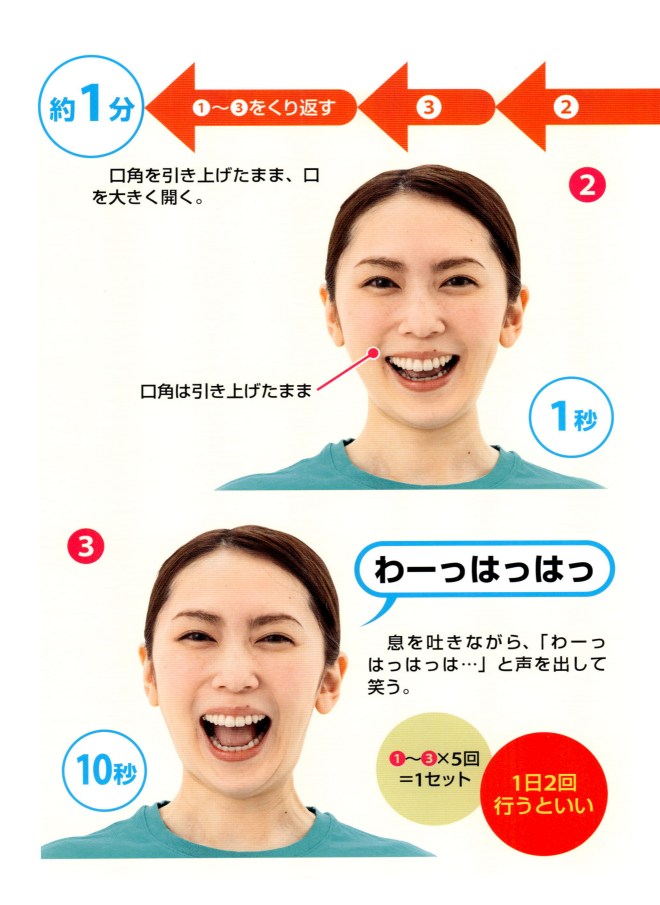

②

口角を引き上げたまま、口を大きく開く。

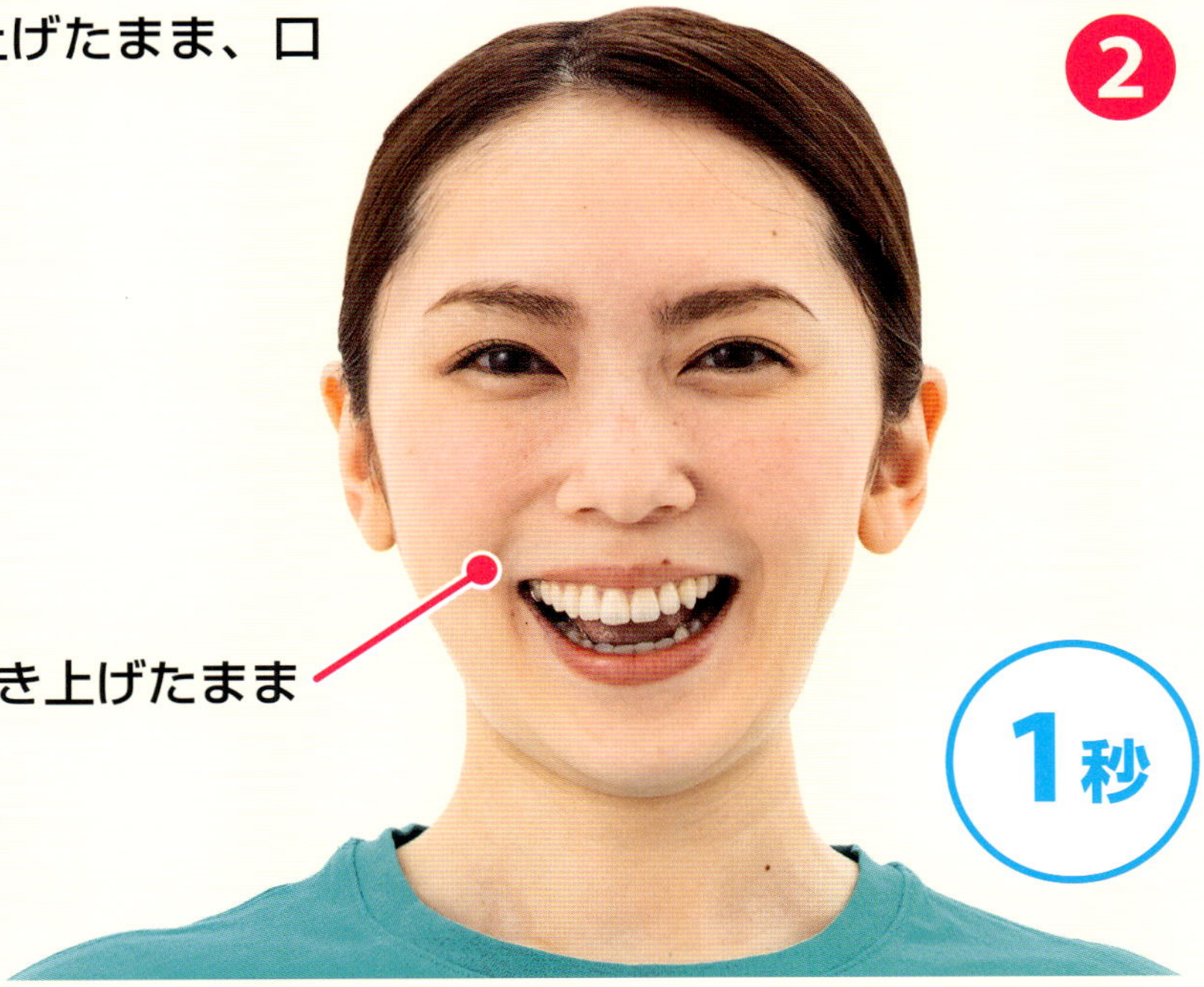

口角は引き上げたまま

1秒

③

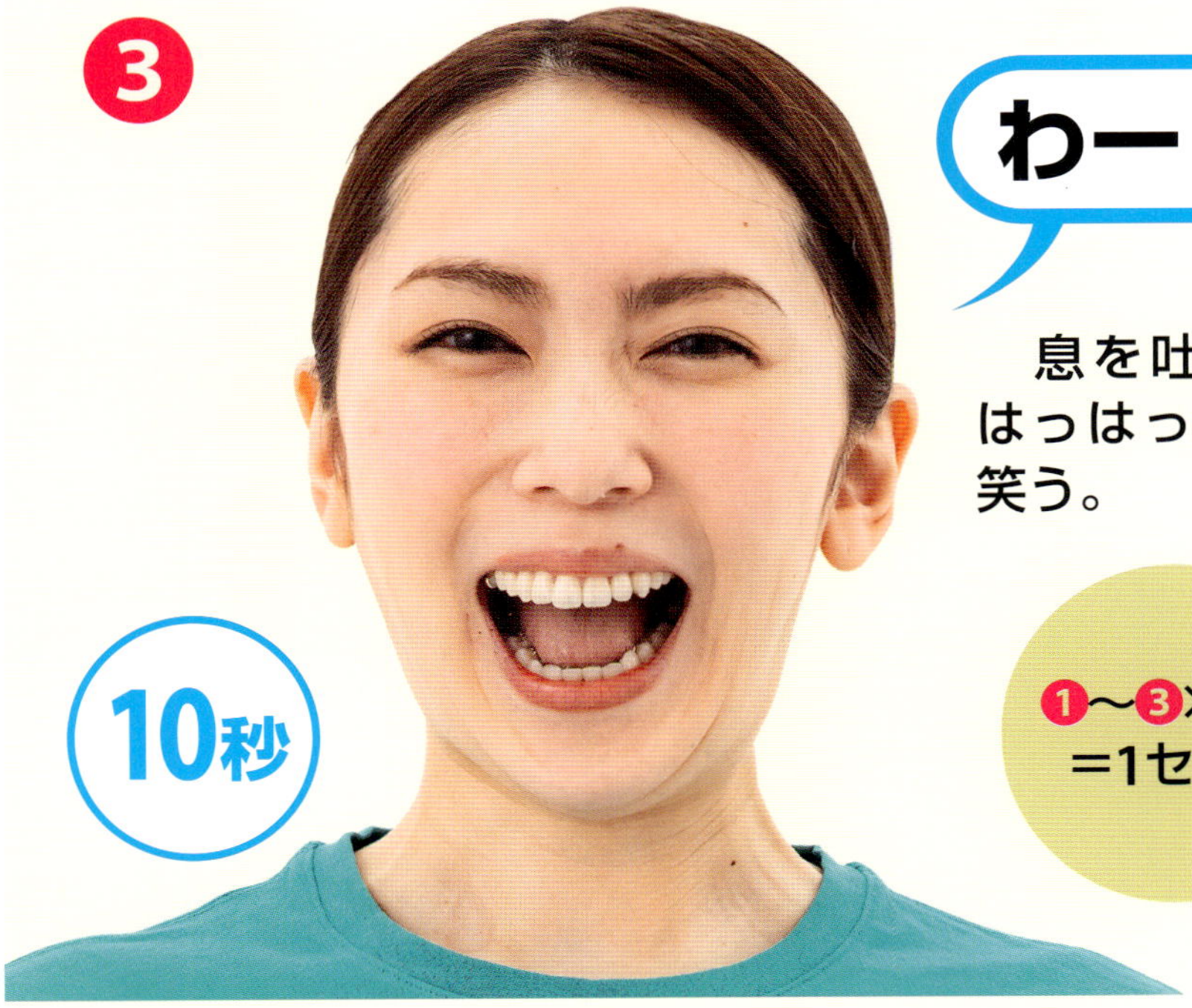

わーっはっはっ

息を吐きながら、「わーっはっはっは…」と声を出して笑う。

10秒

①〜③×5回
=1セット

1日2回
行うといい

自律神経が集中する首の筋肉をほぐして耳と心身の疲れを取る就寝前の「胸鎖乳突筋さすり」

首から内臓へかけて走っている自律神経の一つに、迷走神経があります。迷走神経は、左右の耳の後ろ側から胸鎖乳突筋《きょうさにゅうとつきん》の裏あたりを通って、鎖骨の上から心臓や内臓に向かって左右それぞれに走っています。

ネコ背のような前かがみの姿勢を続けていると、加齢とともに胸鎖乳突筋が衰えてきます。この筋肉が衰えると迷走神経に悪影響が及び、自律神経の乱れが生じます。その結果、耳鳴り、めまい、耳のつまり感などが起こりやすくなります。

そんな加齢による耳トラブルには、胸鎖乳突筋をほぐす「胸鎖乳突筋さすり」がおすすめです。胸鎖乳突筋さすりでは、まず、両手を交差させて指先を耳裏に当て、首の左右にある胸鎖乳突筋をマッサージします。次に、左右の鎖骨の下をそれぞれマッサージします（やり方は59～60ページの図解を参照）。

胸鎖乳突筋さすりは、就寝前に行うといいでしょう。胸鎖乳突筋がほぐれると乱れた自律神経が整えられて、耳をはじめ心身の疲れが解消しやすくなります。

耳トレ 9

胸鎖乳突筋さすり

1セット1分

① 体操スタート

体操の効果

胸鎖乳突筋は頭を支え、自律神経が集中している筋肉。就寝前にこの筋肉をほぐすことで、耳と心身をリラックスさせ、平衡感覚も改善してめまいを和らげる効果も期待できる。

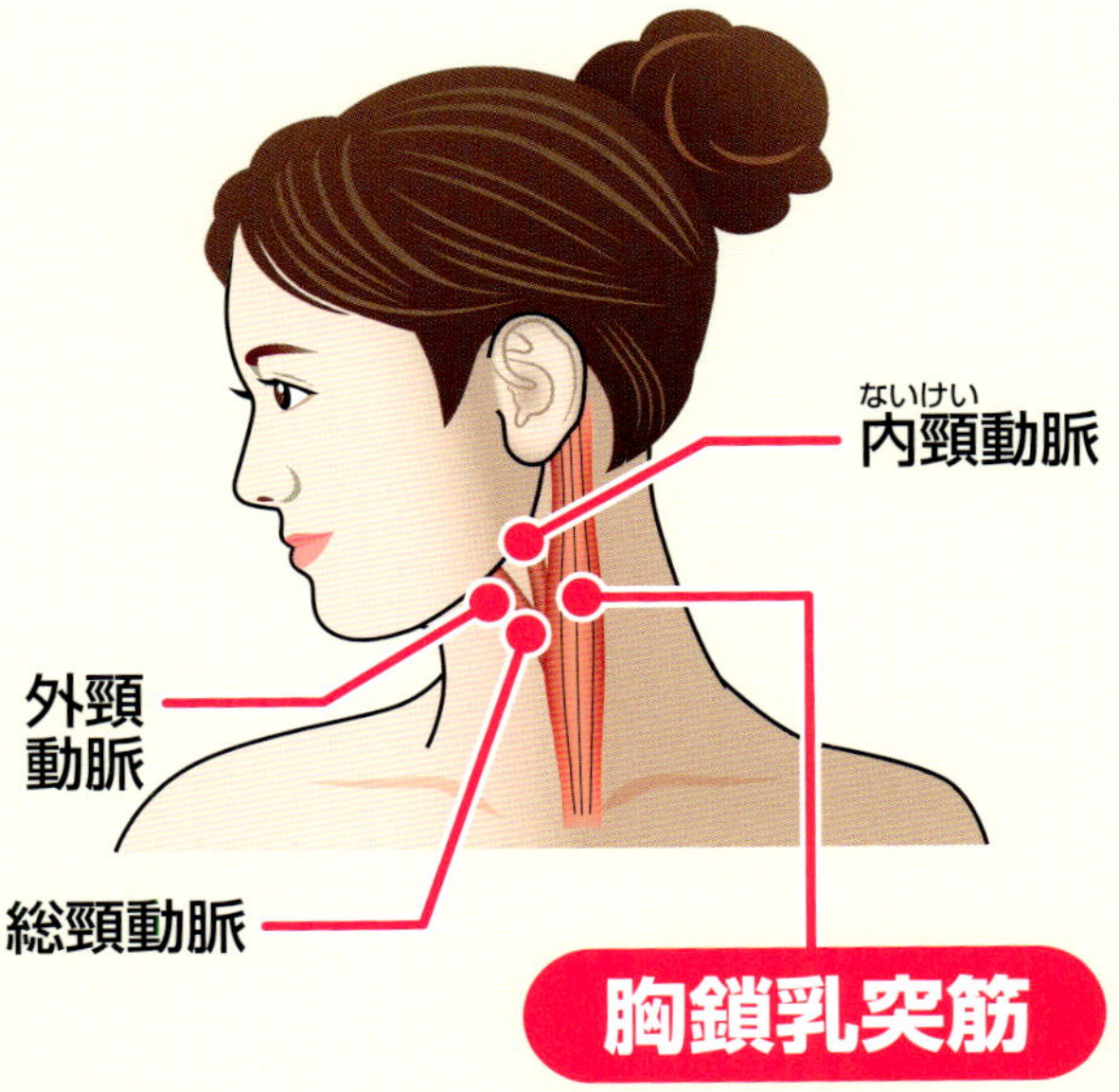

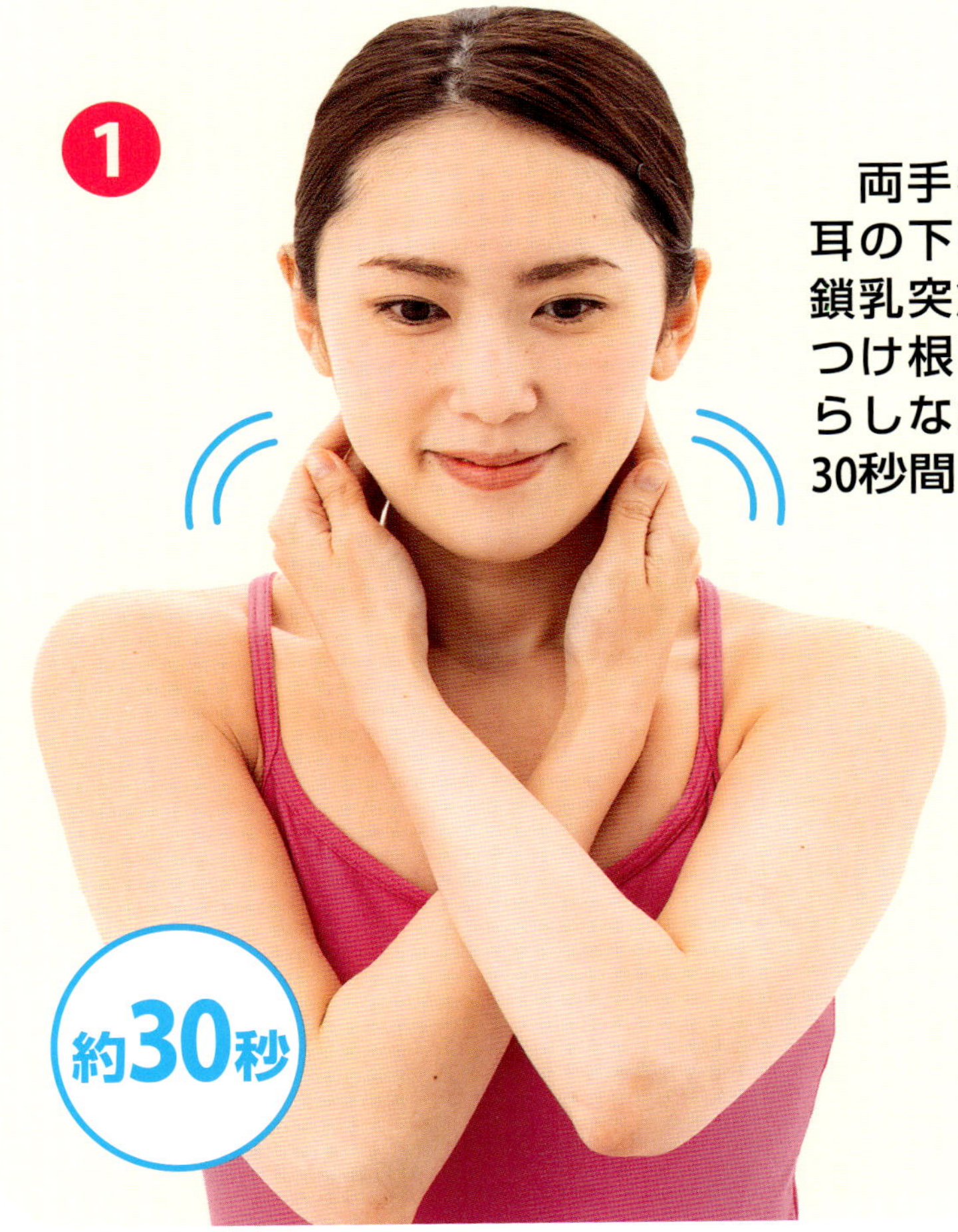

両手を交差させて人さし指を耳の下に当てる。ここから、胸鎖乳突筋をなでるように、首のつけ根まで、少しずつ位置をずらしながらマッサージする。約30秒間くり返す。

ポイント

- 力を入れすぎないこと
- 皮膚の表面をなでるようにやさしくマッサージするのがコツ

耳トレ 9

胸鎖乳突筋さすり

1セット1分

②

③

約1分

❶〜❸
=1セット

右手の人さし指、中指、薬指の腹で左の鎖骨の下のラインを中央から左側へ位置をずらしながら、円を描くようにやさしくマッサージする。

②

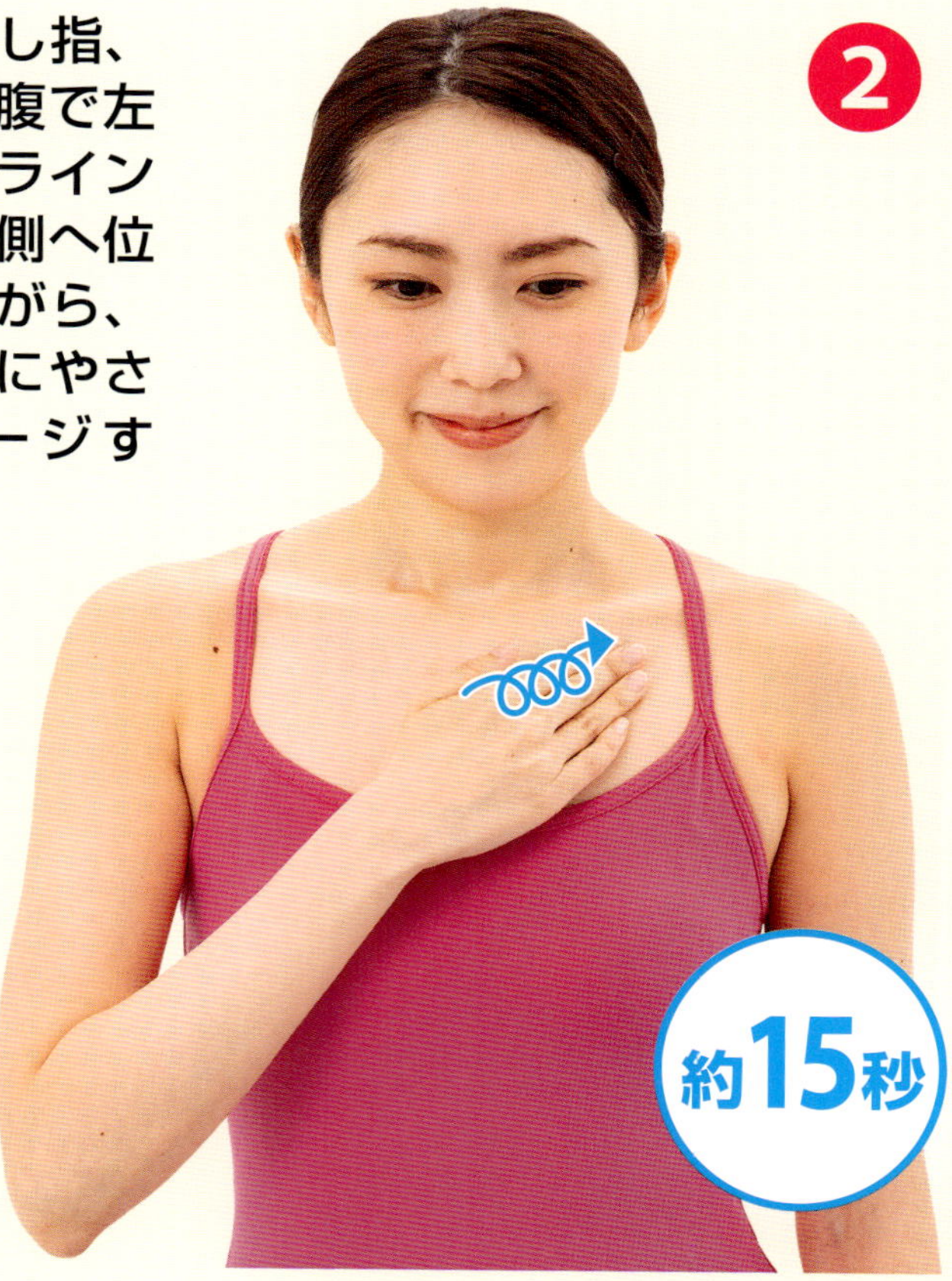

約15秒

③

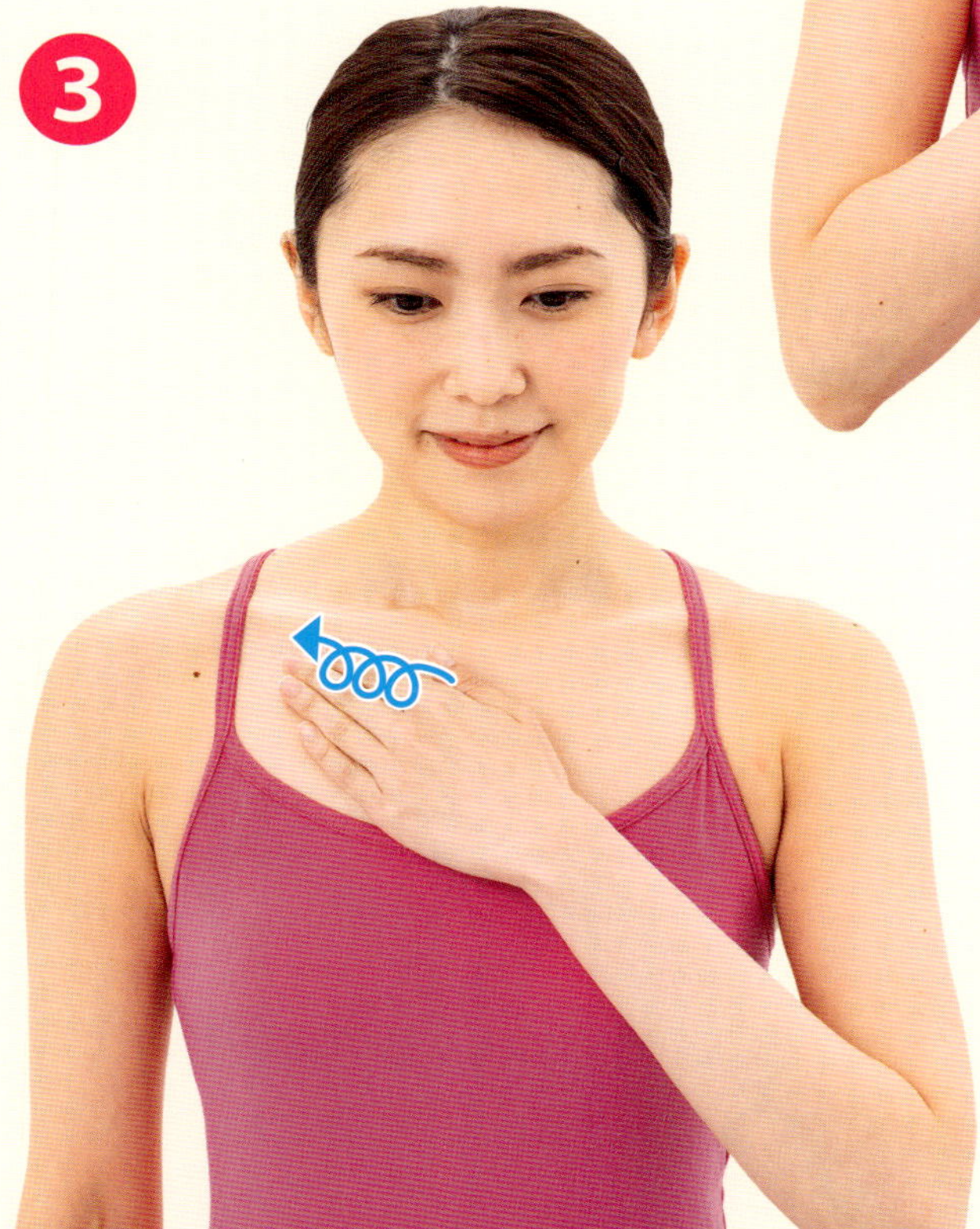

約15秒

左手の人さし指、中指、薬指の腹で右の鎖骨の下のラインを中央から右側へ位置をずらしながら、円を描くようにやさしくマッサージする。

聞こえがその場でよくなる！難聴や耳鳴りに効く 耳のツボを効率よく刺激する「1分耳ツボマッサージ」

東洋医学におけるツボ（経穴《けいけつ》）は、それぞれ特定の臓器と密接な関係があり、**耳と関係のあるツボを刺激すれば聞こえを改善する効果が得られます。**

こうした**ツボ刺激を効率的に行うのが「1分耳ツボマッサージ」**です。この耳トレでは、耳全体を軽くマッサージしたあとに、❶耳の穴の入り口にある耳珠《じじゅ》という出っぱり（「耳門《じもん》」「聴宮《ちょうきゅう》」「聴会《ちょうえ》」というツボがある）を押す、❷耳たぶ（裏に「翳風《えいふう》」というツボがある）をつまむ、❸耳の上部（表に「神門《しんもん》」というツボがある）をつまむ、をくり返します（くわしくは62～64ページの図解を参照）。

ツボ刺激の効果は、西洋医学的にもそのメカニズムが解明されつつあり、痛気持ちいい皮膚の刺激によって脳内麻薬が誘導され、痛みやしびれのある部位のつらさを軽快してくれることが明らかになっています。**耳門、聴宮、聴会、翳風というツボが耳鳴りや耳のつまり感に効いたり、神門が自律神経の乱れを整えたりする**のも、そうした生理学的な反応によるものなのでしょう。

1分耳ツボマッサージ

1セット約1分

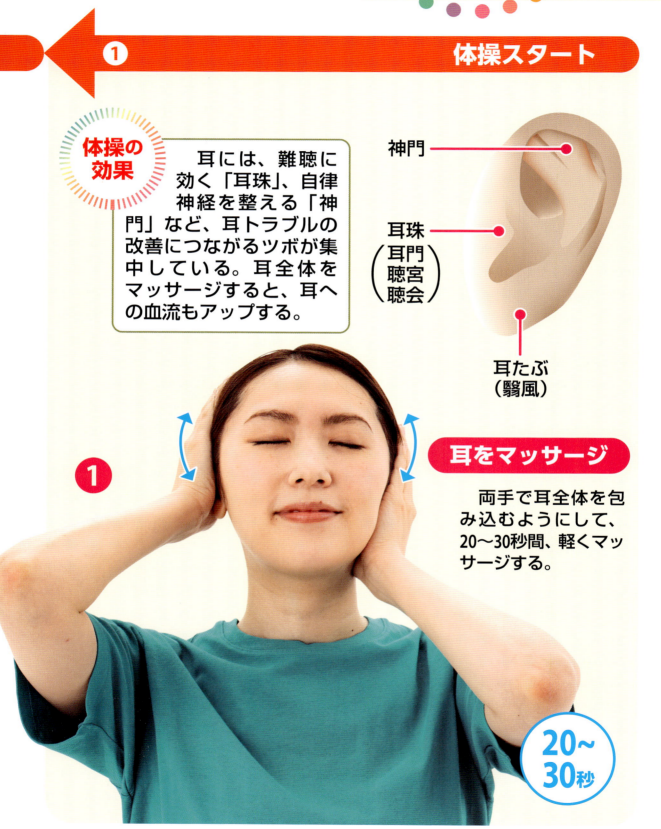

① 体操スタート

体操の効果

耳には、難聴に効く「耳珠」、自律神経を整える「神門」など、耳トラブルの改善につながるツボが集中している。耳全体をマッサージすると、耳への血流もアップする。

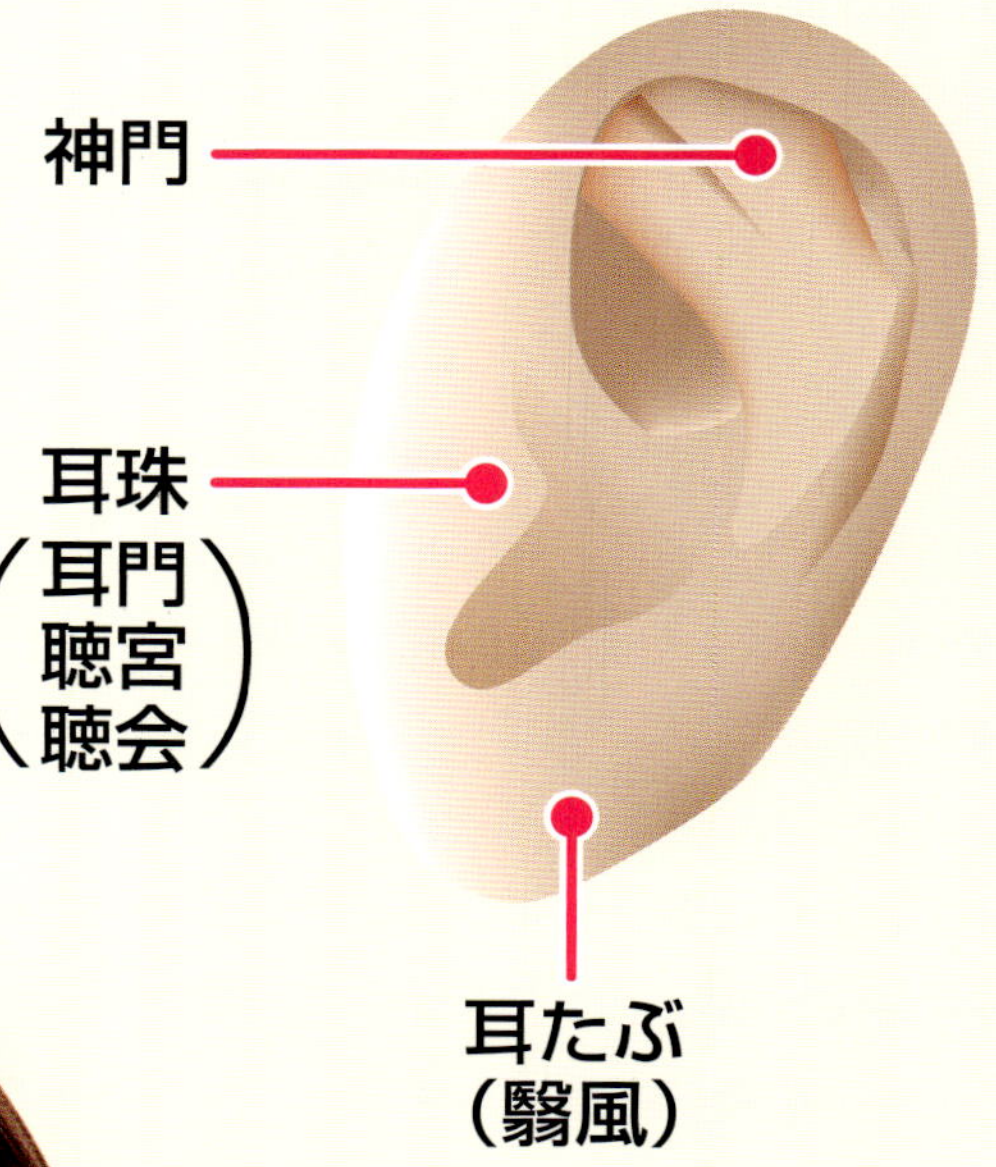

① **耳をマッサージ**

両手で耳全体を包み込むようにして、20～30秒間、軽くマッサージする。

20～30秒

③ ②

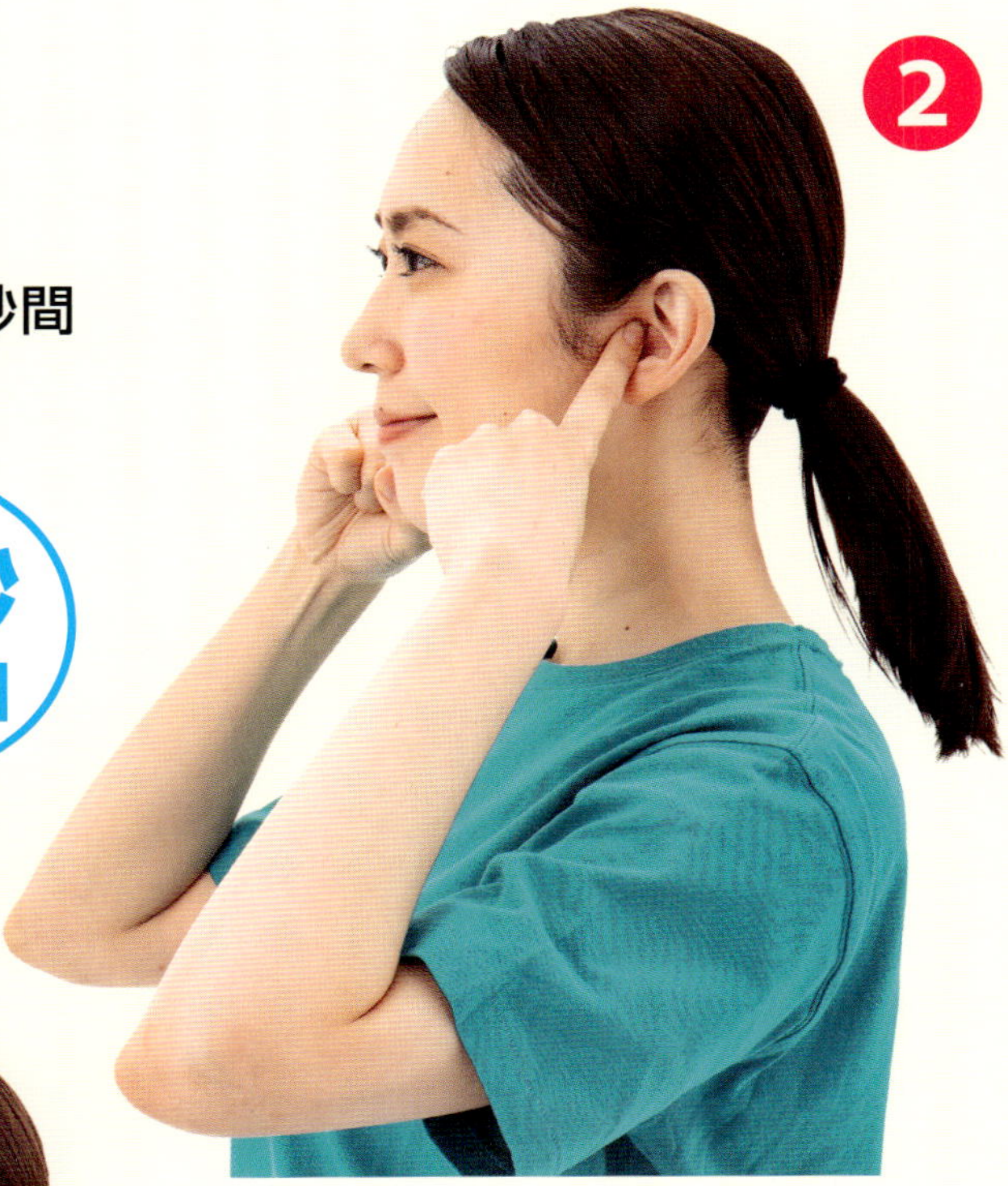

2

耳珠を押す

人さし指の腹で耳珠を3秒間押す。これを3回くり返す。

3秒
×3回

3

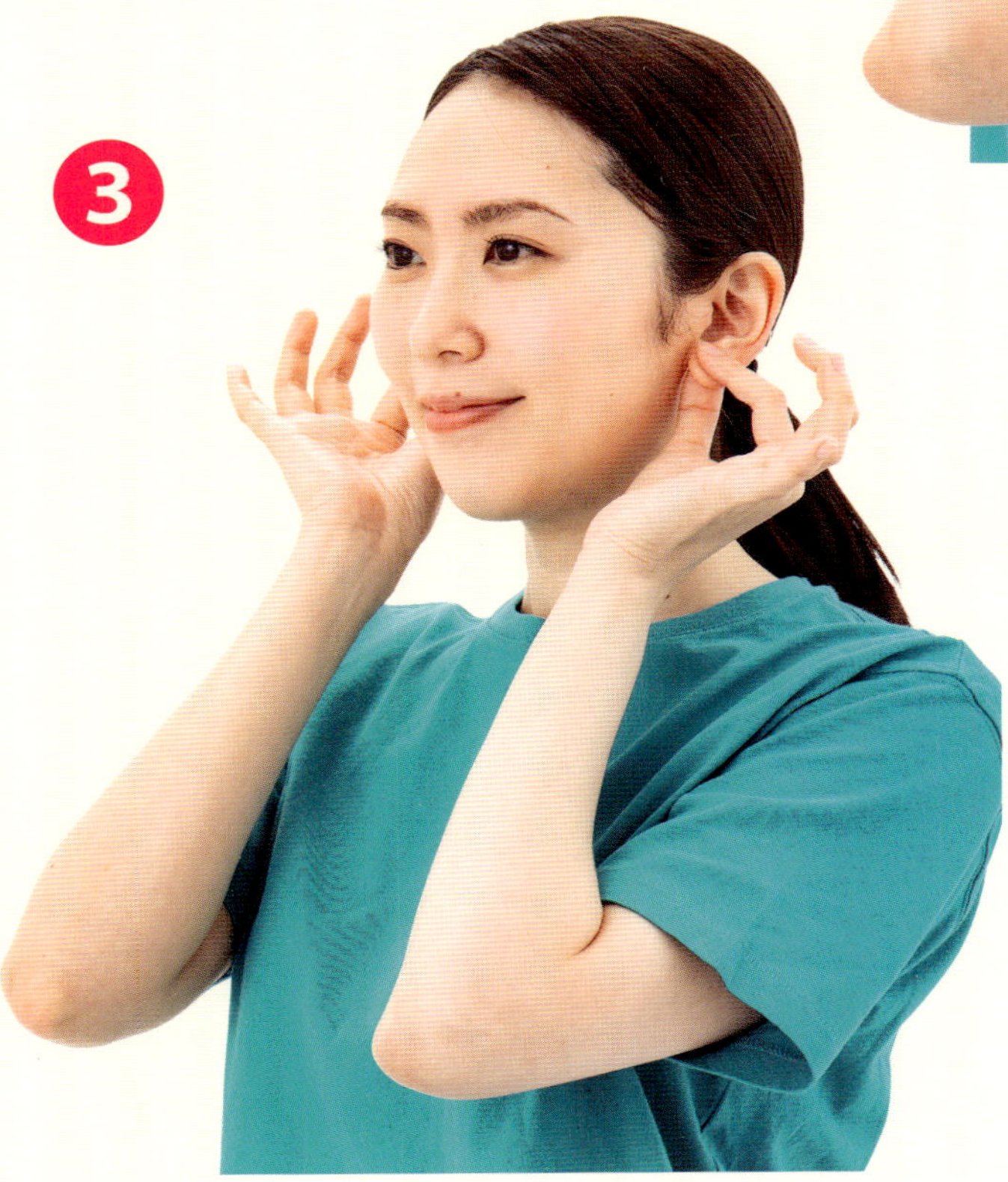

耳たぶをつまむ

親指と人さし指で耳たぶを3秒間つまむ。これを3回くり返す。

3秒
×3回

1分耳ツボマッサージ

1セット約1分

約1分

④

④

神門を押す

耳の上部を親指と人さし指でつまみ、親指の腹で神門を3秒間押す。
これを3回くり返す。

3秒
×3回

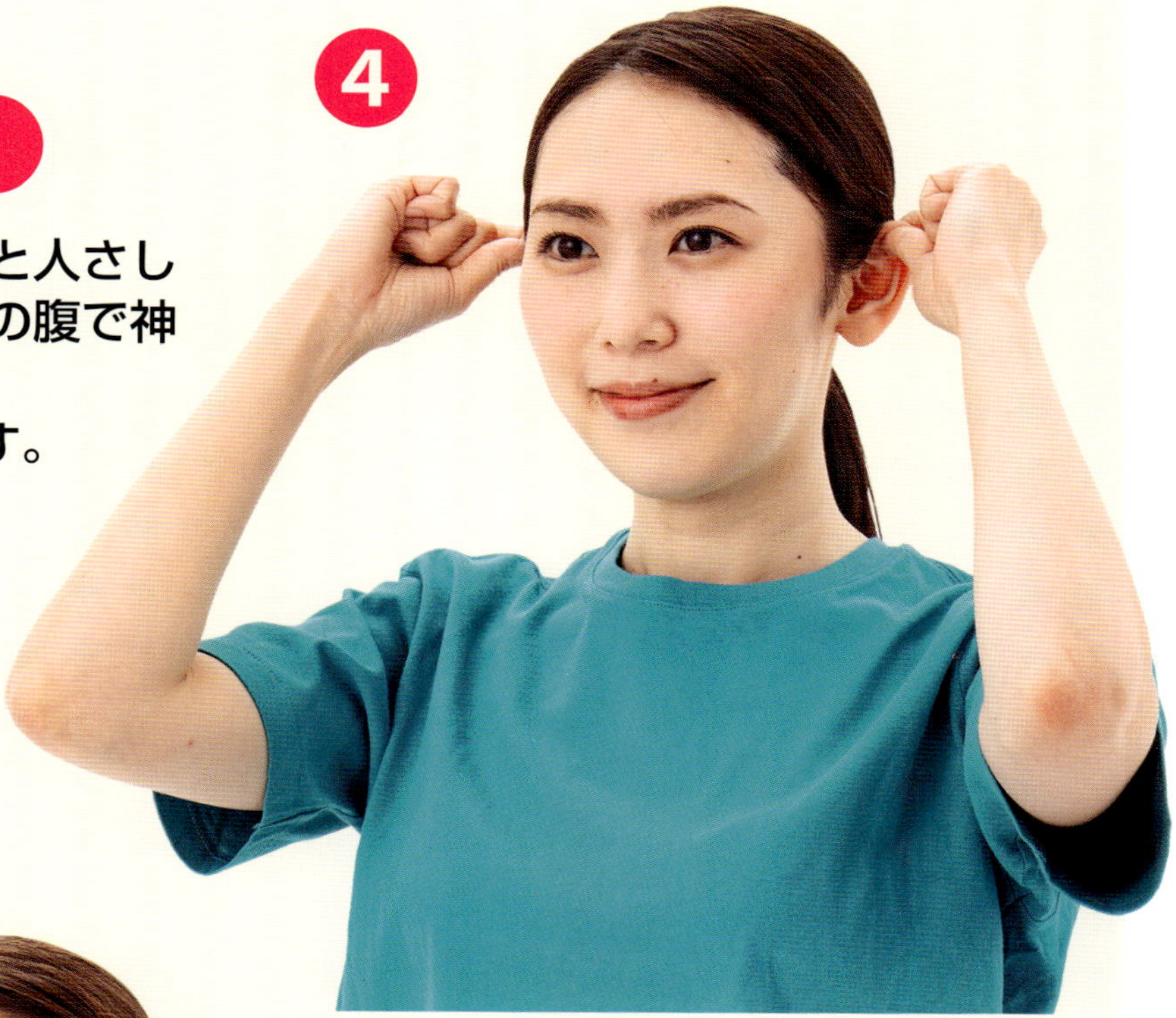

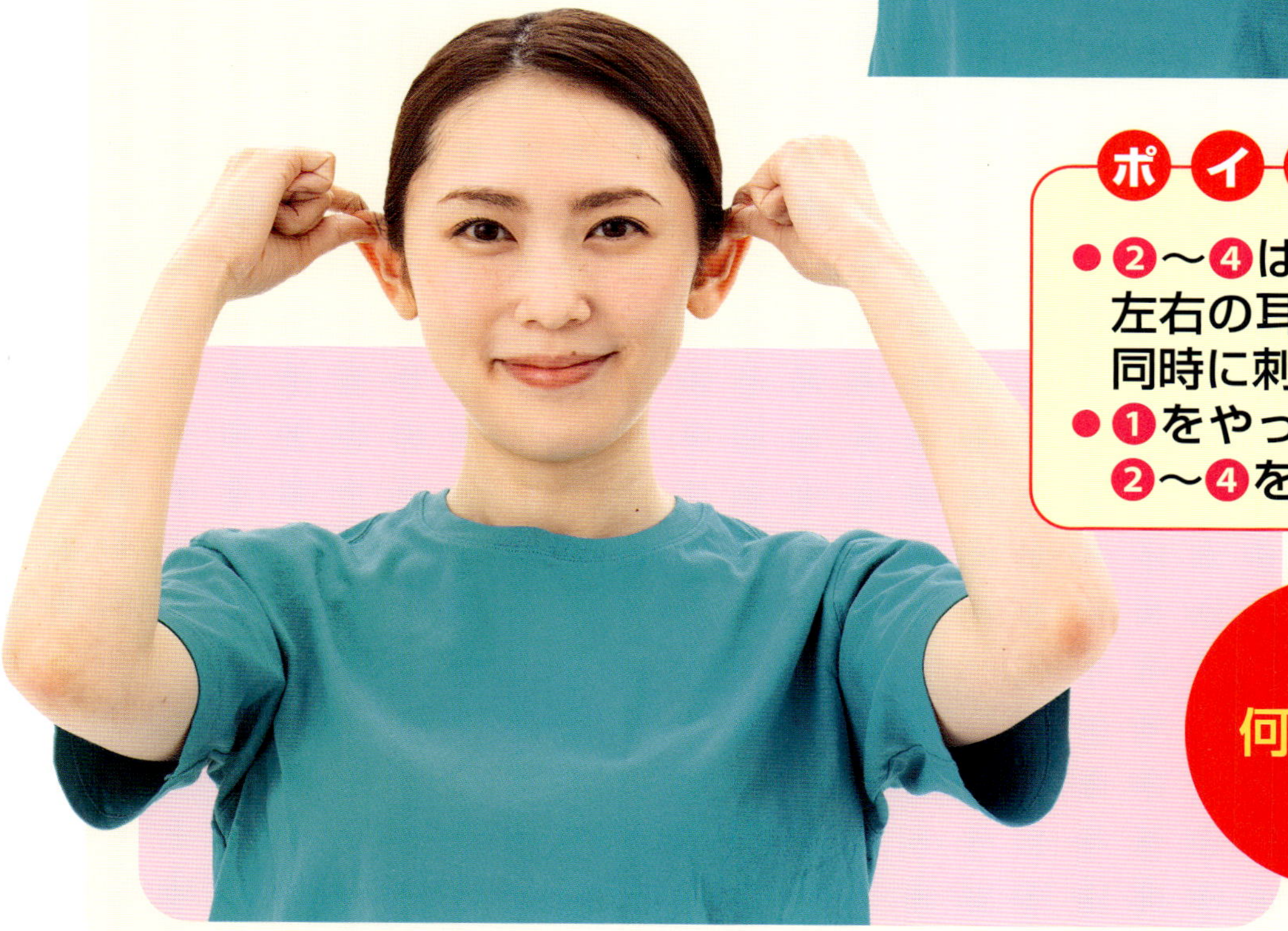

ポイント

- ②〜④は、両手で左右の耳のツボを同時に刺激する
- ①をやってから、②〜④を行う

1日何回でもOK

内耳エクサ

第4章

メタボ・むくみによる耳鳴り・難聴は30分に1回立ち上がる「耳スクワット」で続々改善し、めまいも軽減！

埼玉医科大学客員教授
川越耳科学クリニック院長
坂田英明

耳鳴り・難聴・めまいは運動不足でドロドロ血液になる「メタボ」、体内に水分が蓄積する「むくみ」で多発

耳鳴り・難聴・めまいといった耳トラブルは、生活習慣の乱れによる体質的な問題で多く起こります。

私は、西洋医学に漢方などの東洋医学を取り入れて治療を行っており、ふだんから患者さんの体質を重視しています。中でも、**耳の不調を訴える患者さんに多い体質面の問題は、代謝（体内で行われる化学反応）の低下です。**

具体的には、おなかに内臓脂肪がたまる「メタボリックシンドローム」（代謝異常症候群。以下、メタボ）や、水分代謝の低下による「むくみ」が、耳トラブルに深くかかわっています。

まず、メタボは、食べすぎや運動不足で肥満に陥り、血液がドロドロになって高血圧、糖尿病、脂質異常症といった生活習慣病を招く不健康な状態です。東洋医学では、血液がドロドロになって流れにくくなることを**「瘀血《おけつ》」**といい、体調不良や病気の温床になると考えます。耳の不調も例外ではありません。血液が流れにくくなれば内耳《ないじ》

メタボやむくみが耳の不調を招く

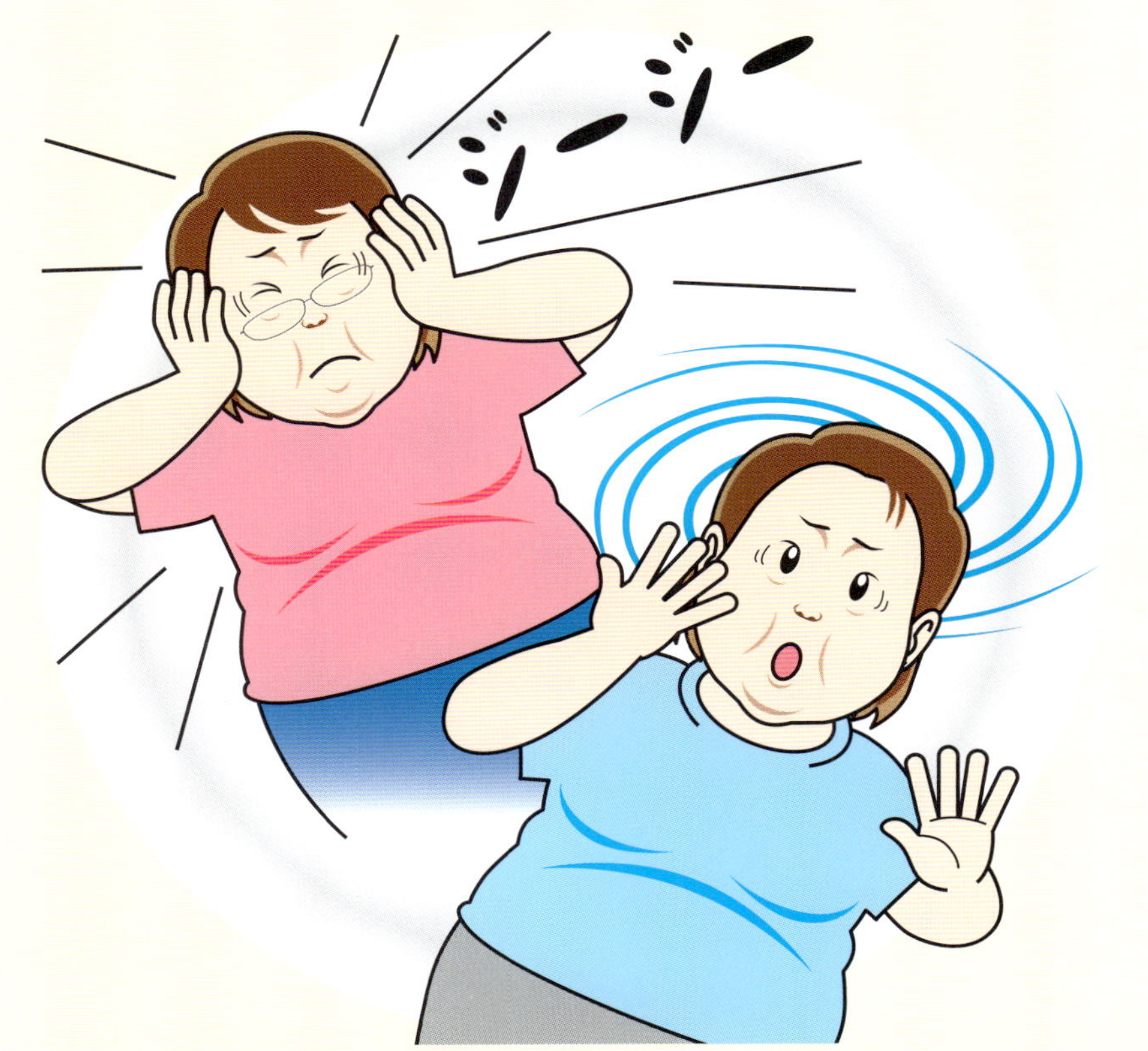

生活習慣の乱れに加え、代謝が衰えるとメタボで血流が滞ったり、むくみで内耳に余分な水分がたまったりして耳トラブルが起こりやすくなる。

に供給される酸素や栄養が乏しくなり、耳鳴り・難聴・めまいが起こりやすくなるのです。下腹太りで耳トラブルに悩まされている人は、メタボによる瘀血が原因である可能性が高いでしょう。

次に、むくみは、水分代謝の低下で体内に余分な水分がたまることで起こります。この状態は、東洋医学では「水毒《すいどく》」と呼ばれ、典型的な症状として耳の不調が現れます。とりわけ、**激しい回転性のめまいや耳鳴りなどを伴うメニエール病は、内耳のむくみが原因であることが指摘されています。**夕方になると顔や手足がパンパンにむくむ人で耳トラブルに悩まされている人は、水毒による悪影響が疑われます。

特に座りっぱなしの姿勢は音を脳へ伝える有毛細胞や平衡感覚を担う内耳の三半規管の働きを弱める

前の記事で述べたように、耳の不調に悩まされている人は、生活習慣が乱れており、メタボ体質やむくみ体質であることが少なくありません。**とりわけ、メタボやむくみを招くのは、一日じゅう座りっぱなしの不活発な生活です。**

近年、不活発な生活は、健康を害する重大原因であるとして世界的に問題視されています。例えば、WHO（世界保健機関）は、死に至る危険因子として高血圧、高血糖、喫煙とともに「身体不活動」をあげています。不活発な生活が健康にとってマイナスなのは、一日じゅう座りっぱなしでいると全身の血流が悪化し、各臓器の働きが衰えてしまうからでしょう。

内耳《ないじ》も血流不足の影響を受けやすい臓器です。特に、空気の振動を電気信号に変換して脳に伝える蝸牛《かぎゅう》、平衡《へいこう》感覚をつかさどる三半規管や前庭《ぜんてい》は、不活発な生活を続けて血流不足に陥ると、どんどん衰えていきます。耳の血流不足を解消するためには、耳トレ（第2・3章を参照）を実践するといいでしょう。

内耳の構造

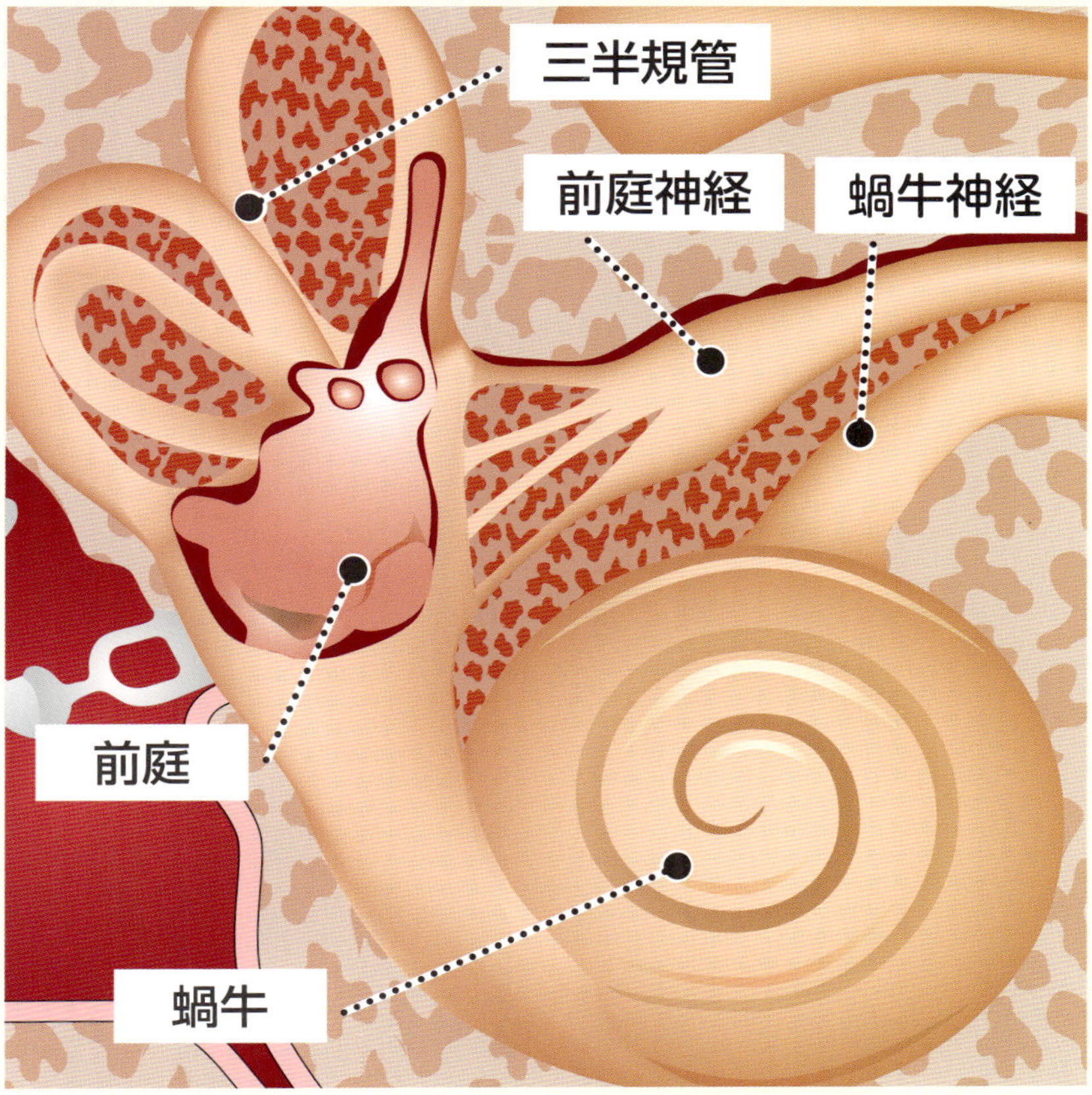

内耳は、体の回転運動を感じる三半規管、体の直線運動を感じる前庭、音の振動を電気信号に変換して脳に伝える蝸牛から構成されている。

実は、血流不足以外にも不活発な生活は内耳に悪影響を及ぼします。**体を動かさないでいると、「耳石《じせき》」（71ページの図参照）という器官が動かなくなる**のです。

内耳の前庭では、有毛細胞の上の耳石膜に炭酸カルシウムの結晶である耳石が層をなして乗っています。体が傾いたり、水平方向・垂直方向の動きが加わったりすると、耳石のズレが有毛細胞に伝わり、私たちは自分の頭がどこを向いていて、どのように動いているのかを感じ取ることができます。

しかし、**不活発な生活を続けていると耳石があまり動かないため、有毛細胞に刺激が伝わりにくくなります。すると、音の振動を脳に伝える有毛細胞が衰えて耳の不調が起こりやすくなる**のです。

有毛細胞は30分に1回立ち上がる「耳スクワット」で活気づき、耳鳴り・難聴の予防や改善に役立つ

私は、耳鳴り・難聴・めまいに悩まされている患者さんに「内耳《ないじ》エクサ」というセルフケアを指導しています。**内耳エクサは内耳の有毛細胞を活性化させることを目的とした1分体操で、全2パターン**があります。

内耳エクサの第一は「耳スクワット」。これは30分に1回、イスから立ち上がるだけの簡単な運動法です。立ち上がったら1分程度、背伸びをしたり、前屈・後屈をしたり、トイレに行ったりして体を動かすことを心がけましょう。もちろん、立ち上がるだけでも耳石《じせき》が動くので有毛細胞を活性化させる効果を得られます。くわしくは、72〜73ジペーの図解を参照してください。

30分おきにイスから立ち上がることは、宇宙開発を行っているNASA（アメリカ航空宇宙局）も宇宙ステーションで活動するスタッフに推奨しています。宇宙空間では地上の10倍の速さで骨や筋肉、血管の老化が進むのですが、無重力状態で耳石が動かないことが、その大きな要因であると解明されたのです。

立ち上がるだけで内耳が刺激される

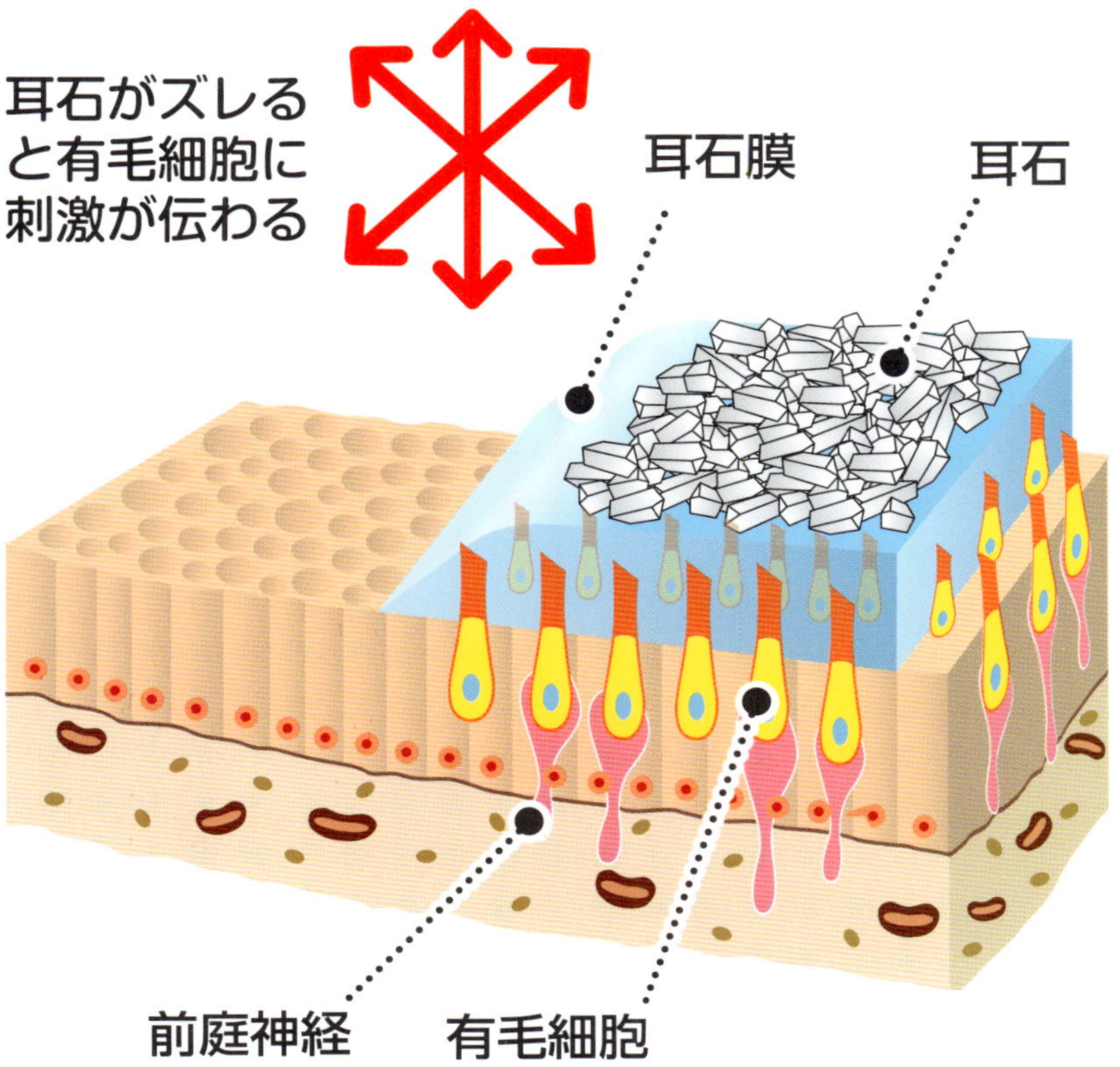

30分に１回立ち上がる耳スクワットを行うと、耳石が動いて有毛細胞が刺激される。有毛細胞が活性化すれば、耳の不調の改善につながる。

地上でも座りっぱなしの姿勢を続けていると、無重力空間と同じように耳石が動かない状態になり、全身の老化や耳の衰えが進みます。そこで、耳スクワットのように立ち上がる動作を行えば、頭が上下・斜めに動き、耳石が刺激されて有毛細胞が活性化し、耳トラブルの改善につながるというわけです。

耳スクワットは、座りっぱなしによる血流悪化の改善にも役立つと考えられます。

実際に、アメリカ糖尿病学会は「30分以上座位を続けたら、一度それを断ち切ること」や、「30分ごとに短時間（5分以下）の軽い身体活動を行うこと」を推奨しているのです。特に、メタボ体質の人は、耳スクワットを毎日の習慣にしてください。

内耳エクサ ❶

耳スクワット

30分に1回

❶ 体操スタート

デスクワークや読書、テレビ視聴などで30分くらいイスに座りっぱなしの状態が続いたら、イスから立ち上がる。

❷

体操の効果

立ち上がる動作は、耳石を刺激するとともに、有毛細胞を活性化させる。

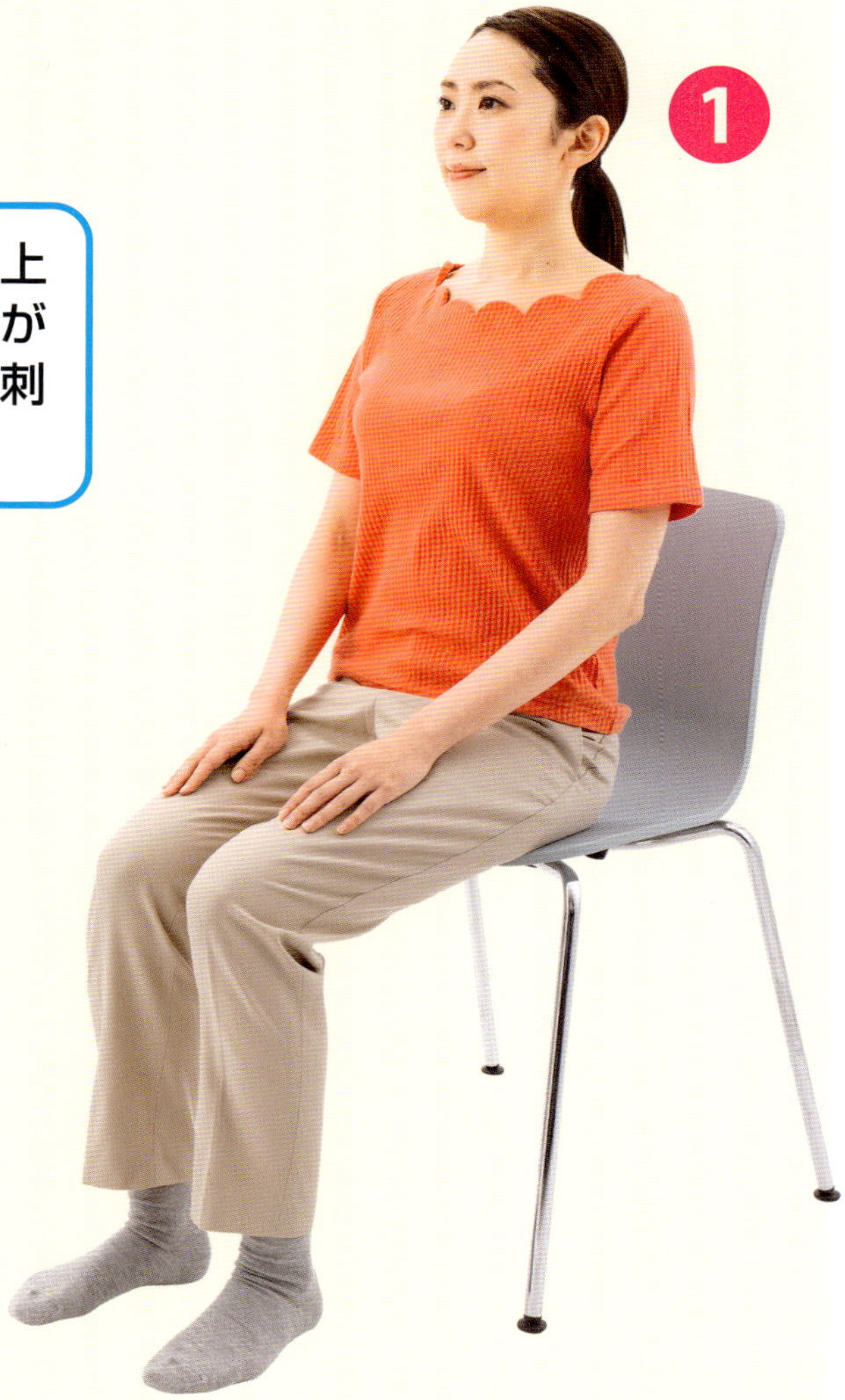

❶

イスに座りっぱなしの状態が長時間続く。

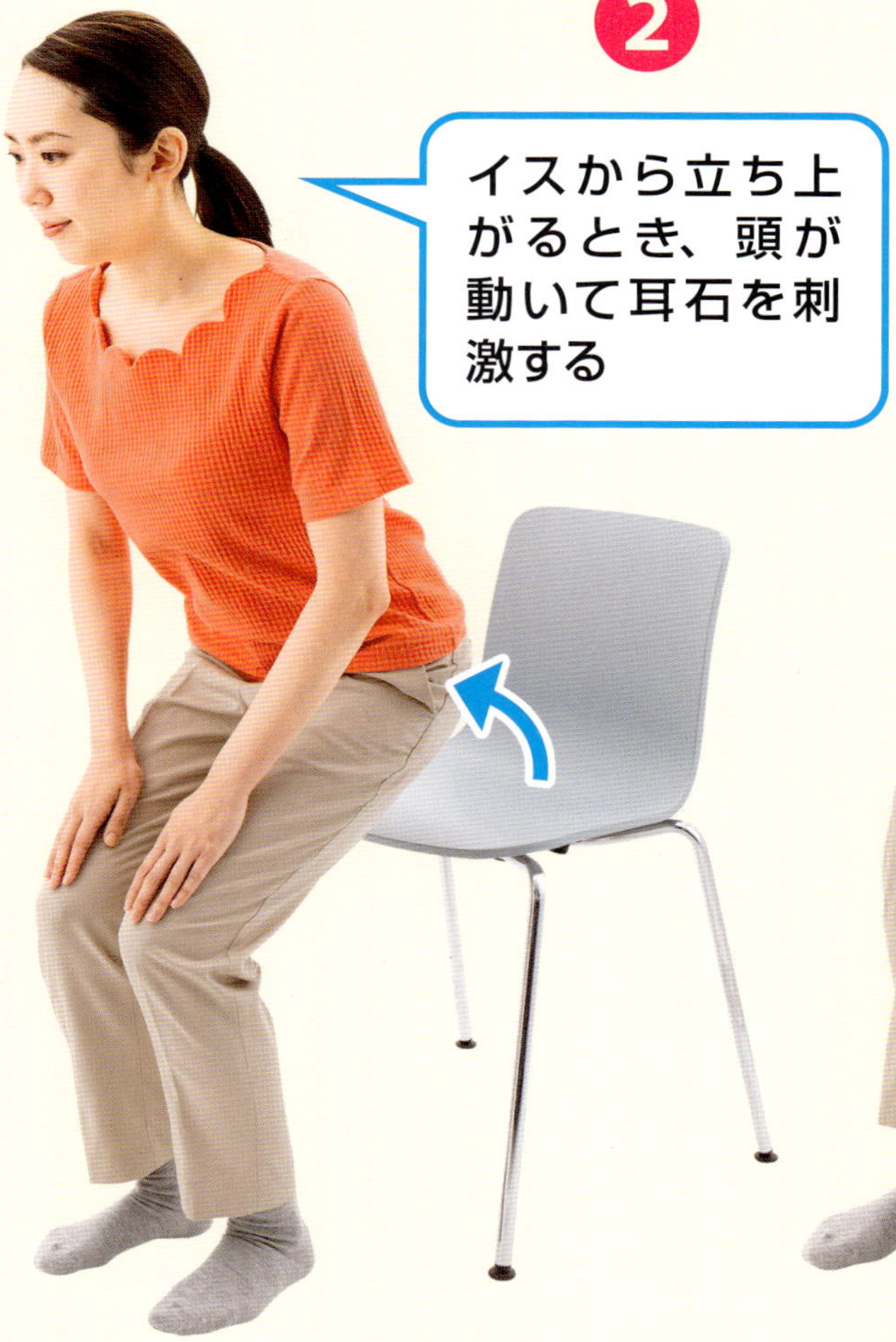
イスから立ち上がるとき、頭が動いて耳石を刺激する

❷

30分に1回は、イスから立ち上がる。

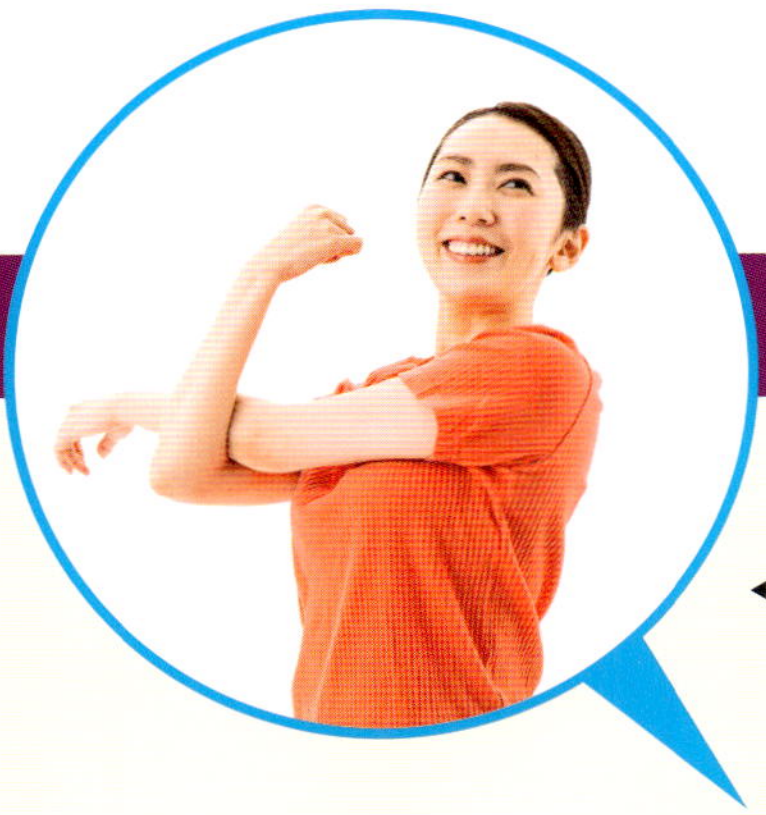

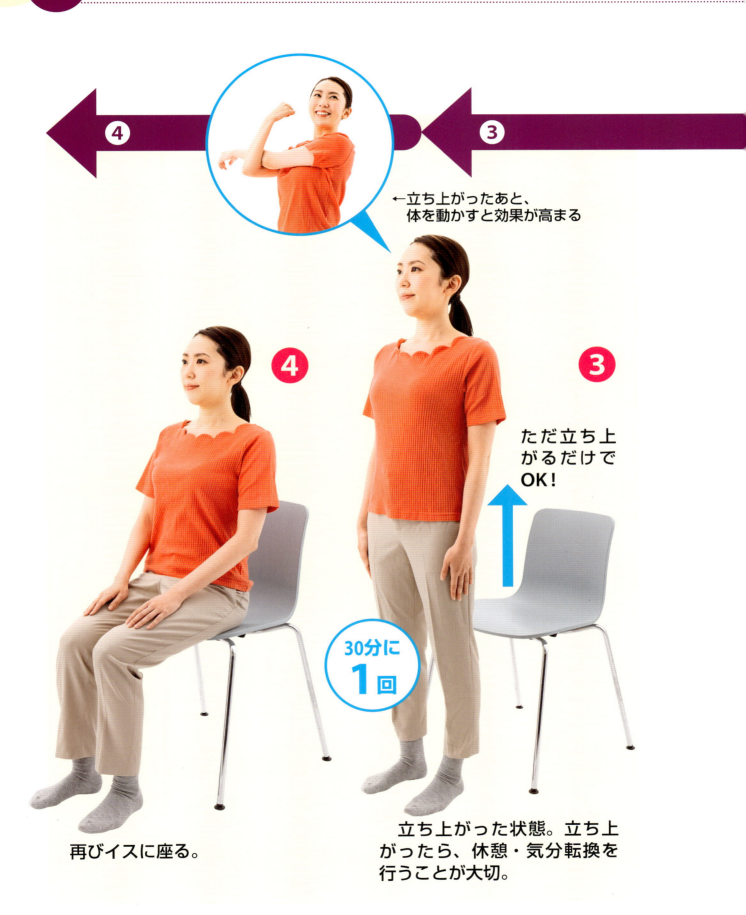

←立ち上がったあと、
体を動かすと効果が高まる

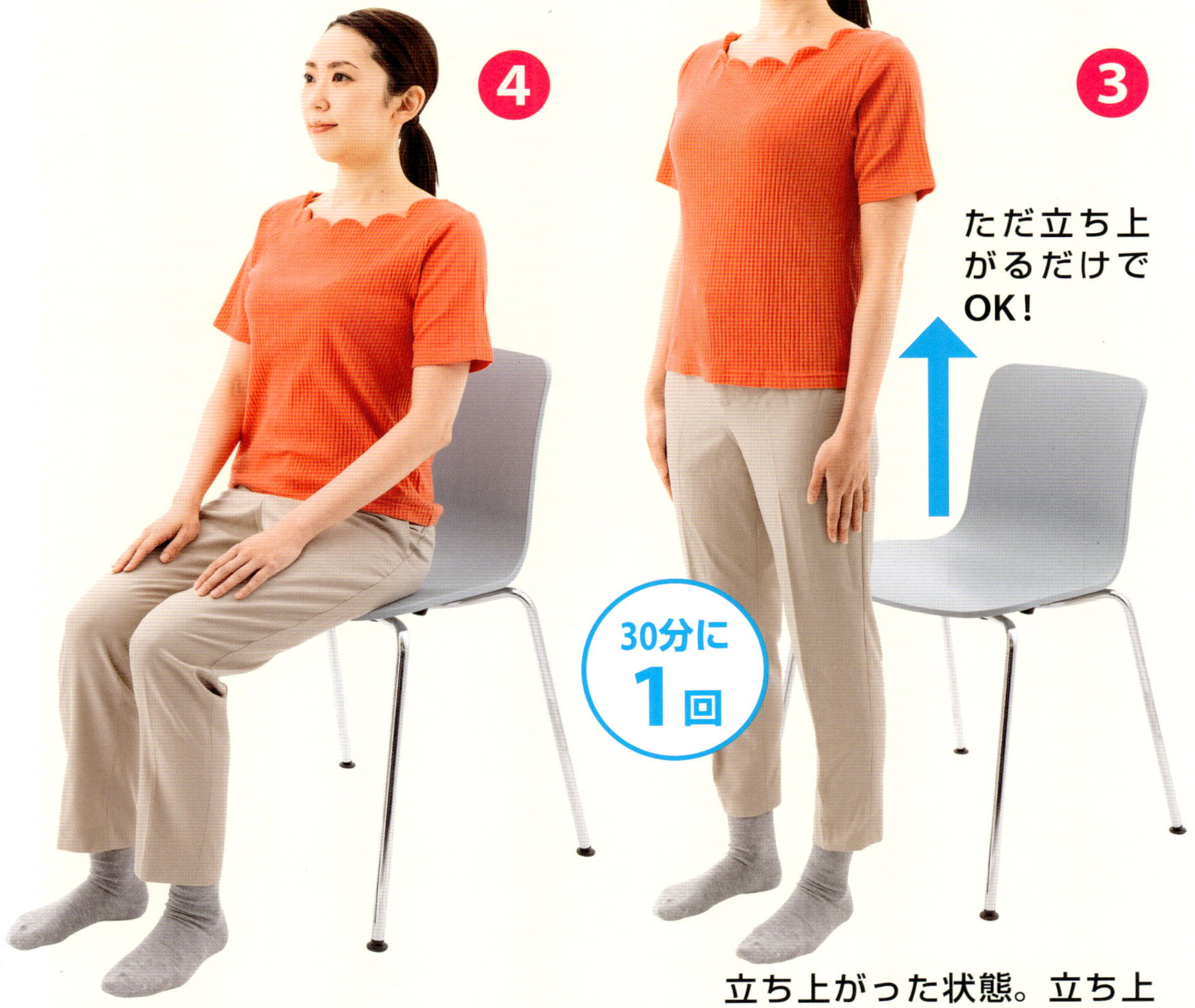

3

ただ立ち上がるだけでOK！

立ち上がった状態。立ち上がったら、休憩・気分転換を行うことが大切。

4

再びイスに座る。

「1分しこ踏み」もやればメタボ・むくみが退き、三半規管や耳石が鍛えられてグルグルめまいも改善

内耳《ないじ》エクサの第二は、平衡《へいこう》感覚をつかさどる三半規管や耳石の衰えを回復するのに最適な「1分しこ踏み」です。

1分しこ踏みは、相撲の力士が土俵入りのときに行うしこ踏みの要領で、股《また》割りの状態から片足ずつ大きく上げることをくり返す1分体操です。片足を上げて股割りに戻すのに約6秒。左右で12秒として、5回やることをくり返します（合計1分）。くわしくは、76〜77ジペーの図解を参照してください。

本来、しこ踏みは、股関《こ》節を柔軟にするとともに腰回りの筋肉を強化することを目的に行います。力士が激しい取り組みを行っても、ケガをすることなく下半身の力を存分に発揮できるのは、しこ踏みのおかげといえるでしょう。

とはいえ、1分しこ踏みの目的は、下半身をトレーニングすることではありません。股割りの状態から片足を持ち上げ、体や頭を大きく傾かせ、内耳《ないじ》の三半規管や耳石《じせき》、有毛細胞に刺激を与えることが重要になります。それによって平衡感覚が正常化し、

回転性のめまいも改善する

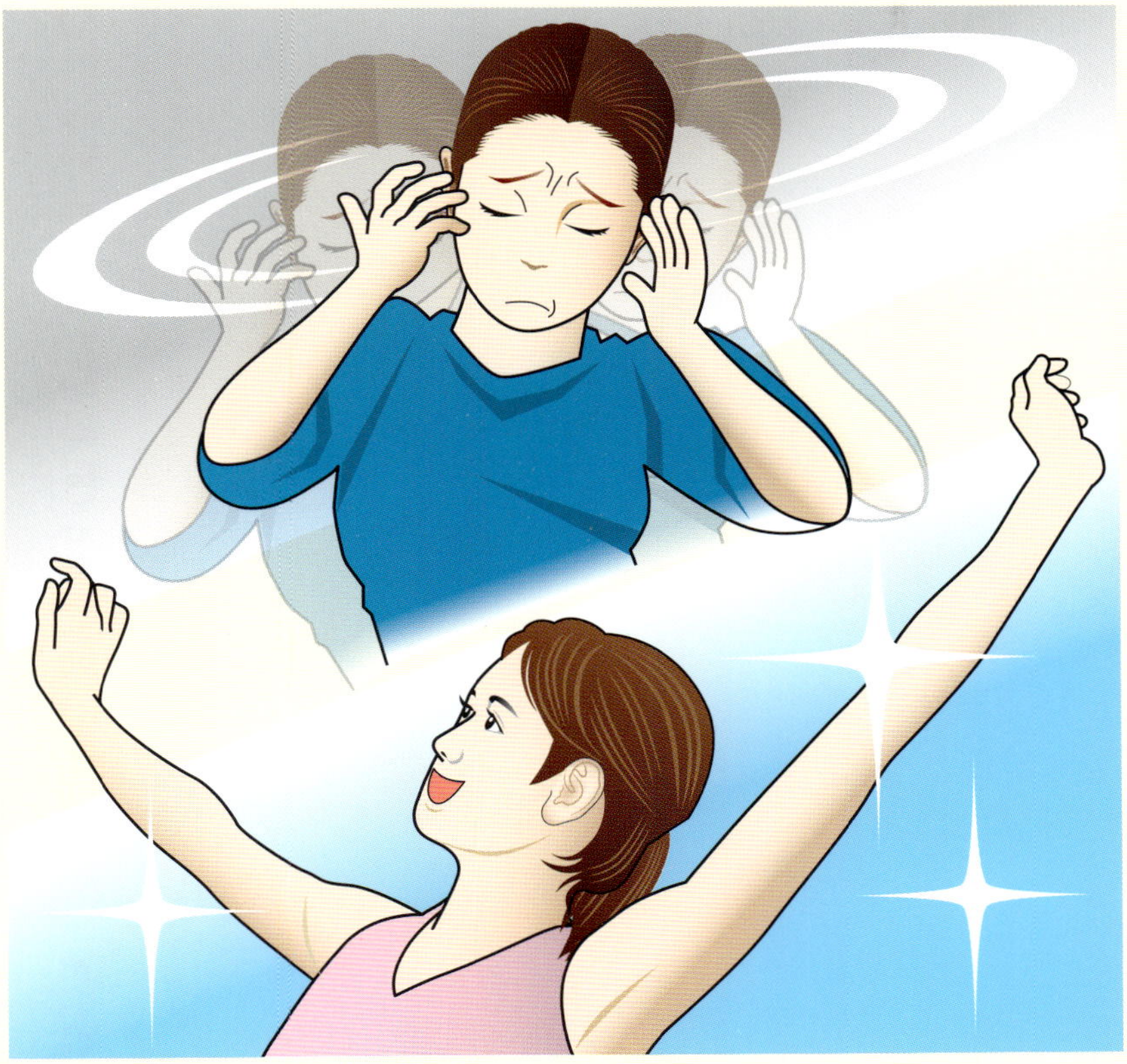

1分しこ踏みをやると平衡感覚が正され、むくみも解消される。内耳のむくみで回転性のめまいが現れるメニエール病の改善も期待できる。

主にめまいの改善に役立つのです。

さらに、**1分しこ踏みを行えば、代謝アップの効果も期待できます。**全身の筋肉の約7割は太もも、ふくらはぎ、お尻《しり》などの下半身に集中しています。そのため、1分しこ踏みをやると血液中の糖や体脂肪がエネルギーとして消費され、耳トラブルの要因の一つであるメタボの解消に役立ちます。

また、**1分しこ踏みで両足を片足ずつくり返し上げることで、下半身に滞りがちな血液やリンパ液が心臓に戻りやすくなります。その結果、体のむくみも退きます。**

ですから1分しこ踏みは、内耳のむくみで回転性のグルグルめまいが現れるメニエール病の改善にも有効です。

1分しこ踏み

1セット1分

① 体操スタート → ②

体操の効果 耳石や三半規管を効率よく刺激する。特に、めまいに有効。

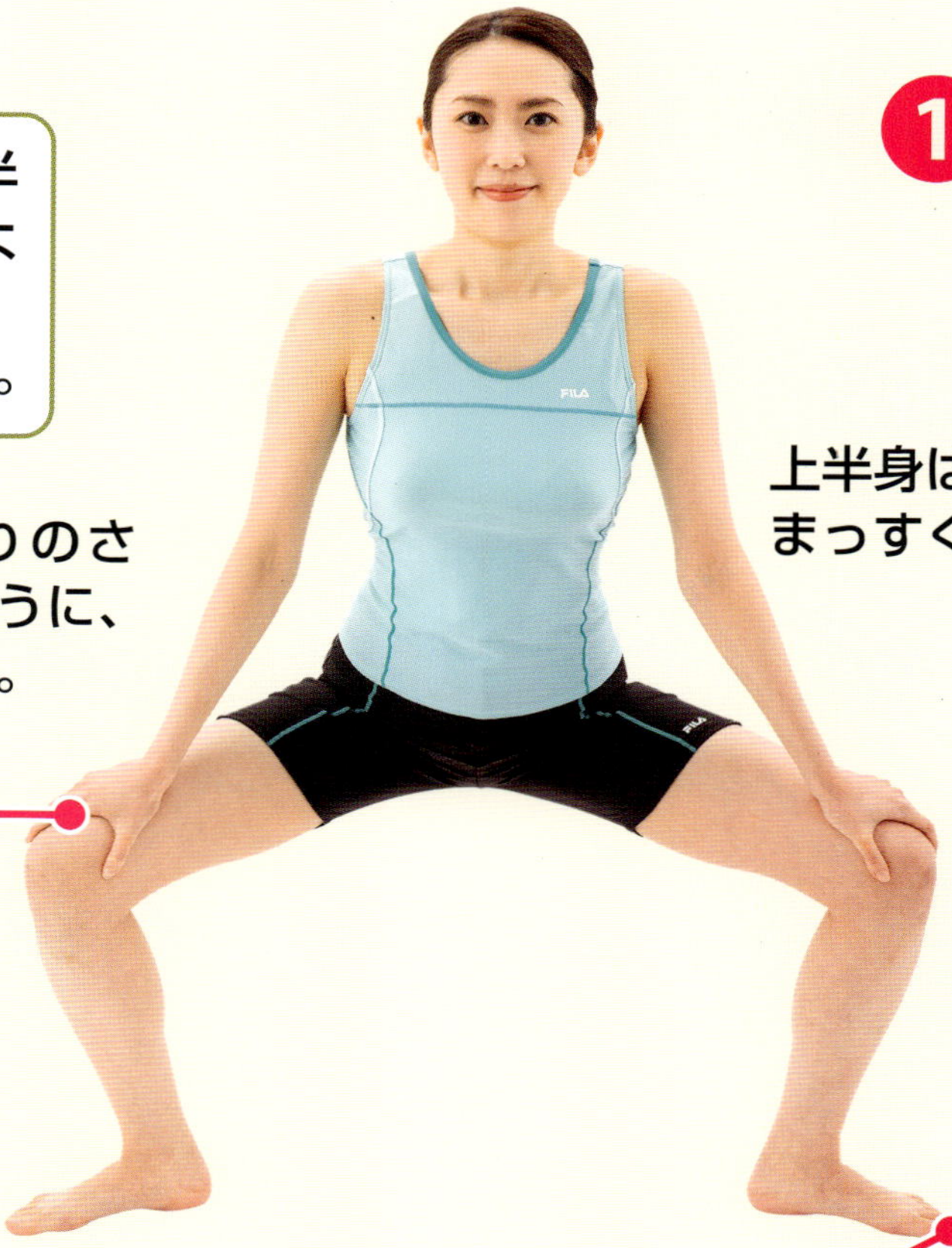

1

力士が土俵入りのさいに行う動作のように、両足を大きく開く。

上半身はまっすぐ

両手はひざの上に軽く乗せる

爪先は外側に向ける

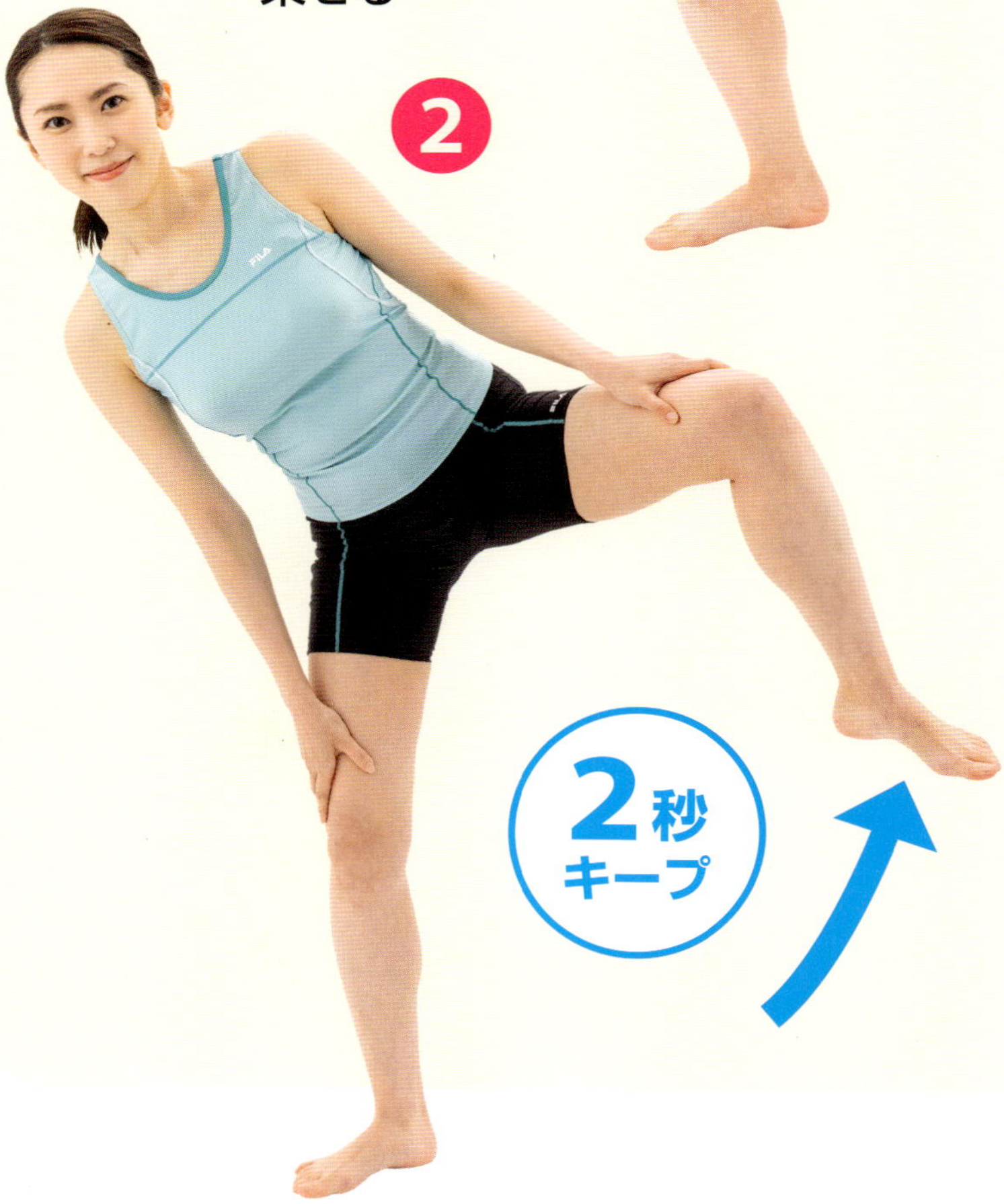

2

2秒キープ

❶の姿勢から片足を上げ、もう片方の足に重心をかける。

重心をかけたほうの足がまっすぐになるように意識し、片足を上げたまま2秒キープ。

1分 ← ❶〜❹をくり返す ← ❹ ← ❸

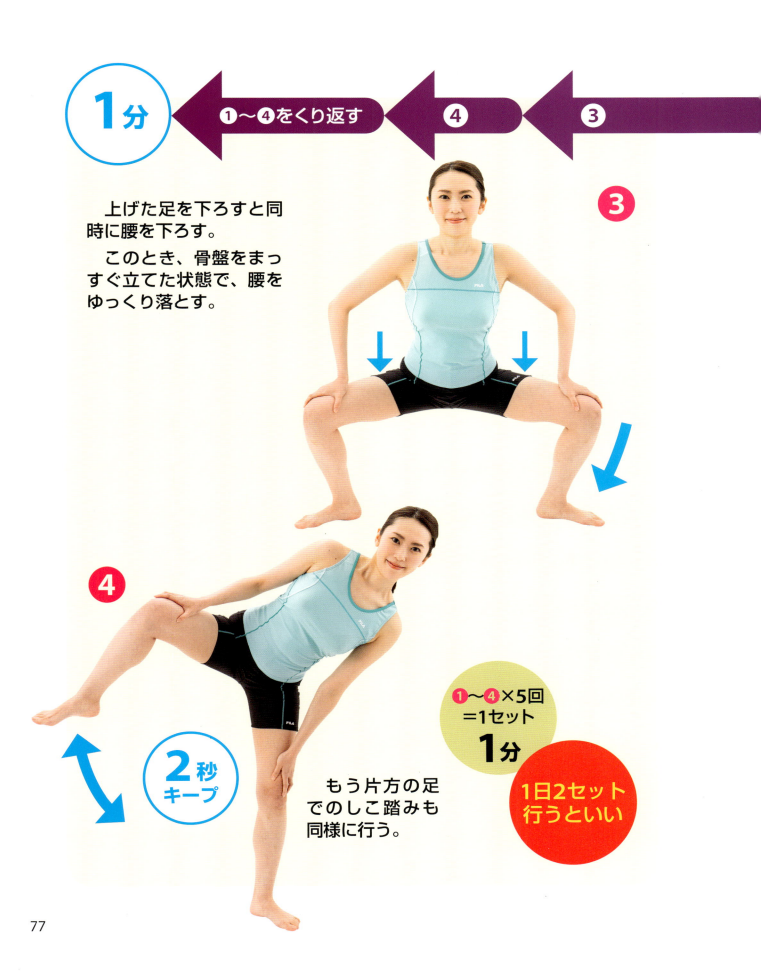

❸

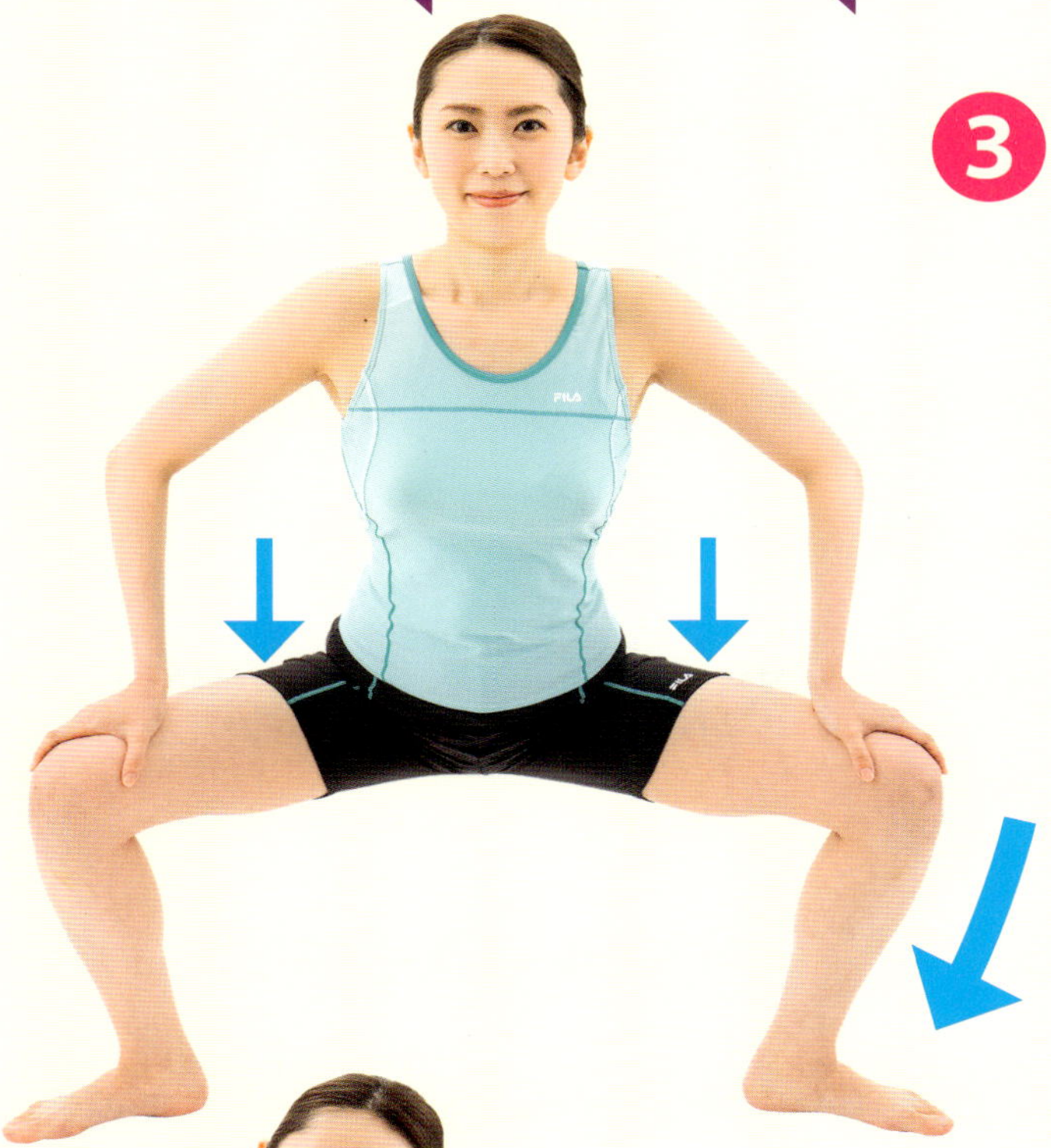

上げた足を下ろすと同時に腰を下ろす。

このとき、骨盤をまっすぐ立てた状態で、腰をゆっくり落とす。

❹

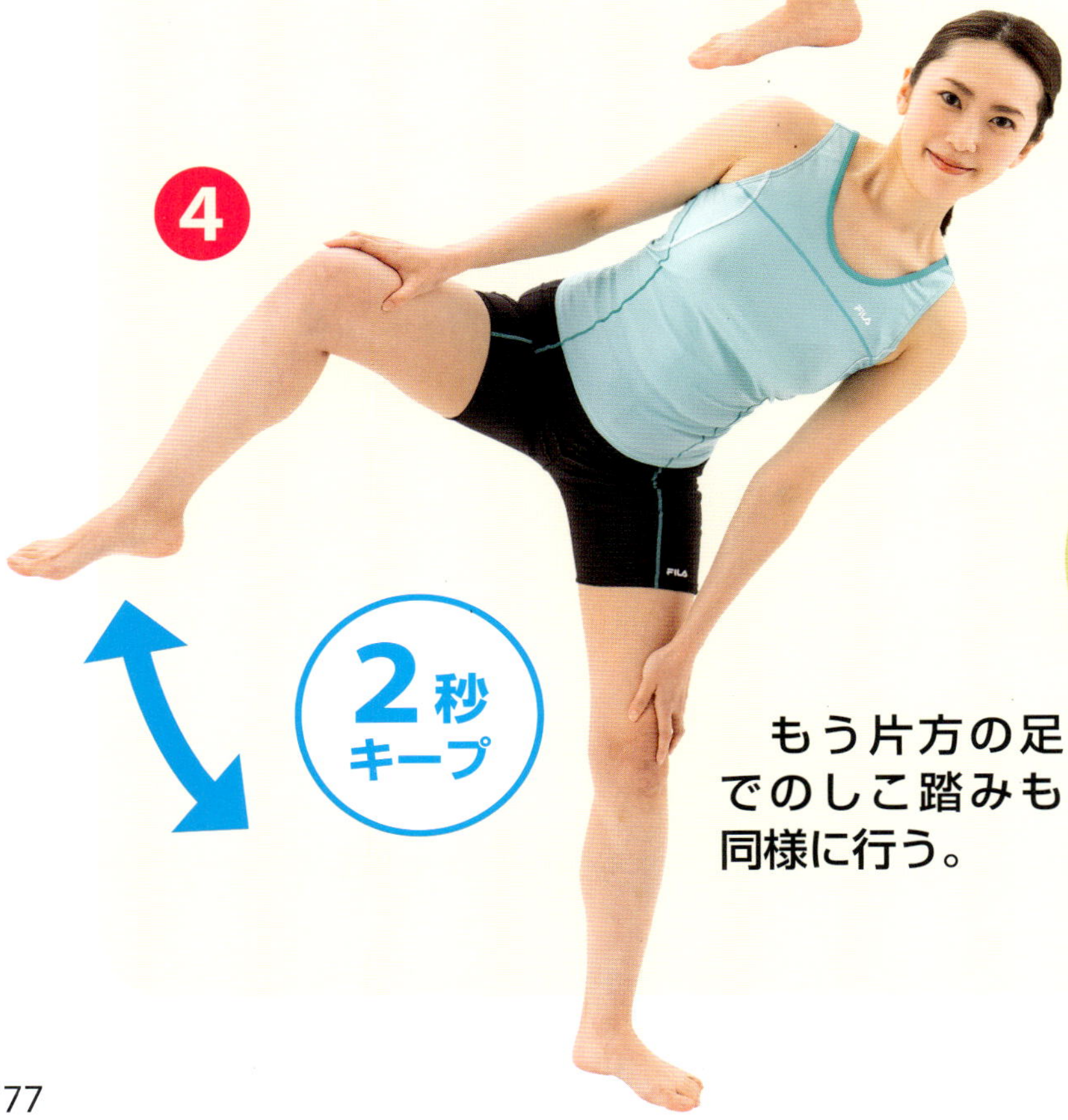

2秒キープ

もう片方の足でのしこ踏みも同様に行う。

❶〜❹×5回＝1セット 1分

1日2セット行うといい

酔っているようなフワフワとしためまいの症状が「1分しこ踏み」をやったら散歩ができるほど大幅改善

埼玉県に住む塚本次郎《つかもとじろう》さん（72歳・仮名）は、1年前にめまいを訴えて当クリニックを受診した患者さんです。当時は、**歩いたときにフワフワと酩酊《めいてい》しているかのような違和感があり、ふらついて外出することもままならない状態**でした。

すでに高血圧、糖尿病、不整脈といった既往症があり、他院で治療を受けていた塚本さん。体温は、常に35度C台と低めでした。めまいの原因は、代謝低下や血流不足ではないかと考えられます。

そこで、私は、**自律神経調整薬や血液循環薬、めまいの改善にいい漢方薬の「人参養栄湯《にんじんようえいとう》」を処方。さらに、生活習慣の改善指導を行うとともに、内耳エクサの「1分しこ踏み」を指導し、自宅で行うようにすすめた**のです。

薬の服用、生活習慣改善の取り組みとともに、1分しこ踏みを毎日欠かさずに実行した塚本さん。**その結果、めまいが大幅に改善。1ヵ月後には散歩ができるようになりました。**体温は36度C台に上がり、健康状態も良好だそうです。

解説者紹介

掲載順

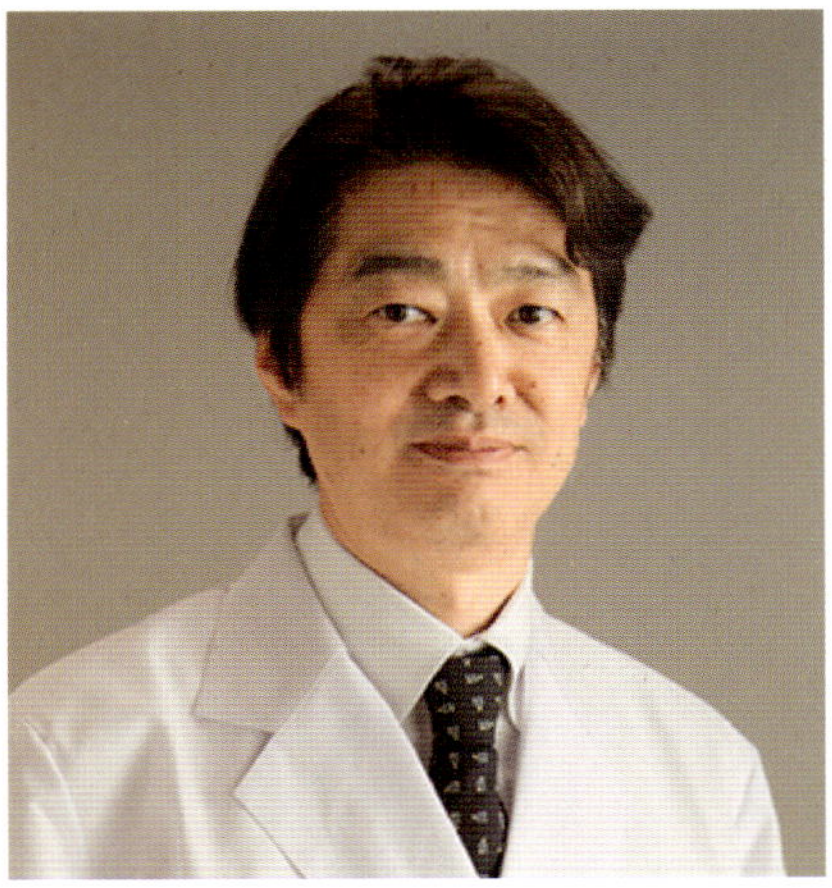

元国際医療福祉大学医学部耳鼻咽喉科教授

中川《なかがわ》雅文《まさふみ》先生

1986年、順天堂大学医学部卒業。2004年、創進会みつわ台総合病院副院長。東京医科大学聴覚人工内耳センター兼任講師、東京医療センター感覚器センター研究員を経て、2011年に国際医療福祉大学医学部耳鼻咽喉科教授に就任。日本耳鼻咽喉科学会専門医、補聴器適合判定医（日本耳鼻咽喉科学会認定補聴器相談医）、日本臨床神経生理学会認定医（脳波分野）。

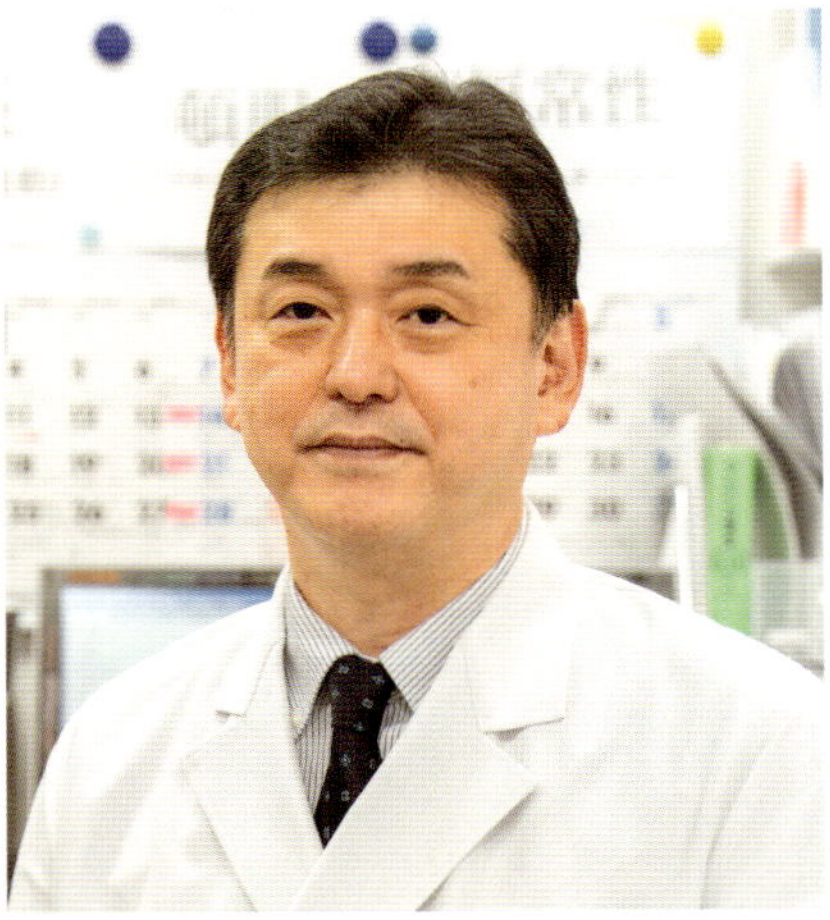

埼玉医科大学客員教授（耳鼻咽喉科）
川越耳科学クリニック院長

坂田《さかた》英明《ひであき》先生

1988年、埼玉医科大学医学部卒業。帝京大学医学部附属病院耳鼻咽喉科、ドイツのマルデブルク大学耳鼻咽喉科、アメリカのニューヨーク州立大学耳鼻咽喉科、埼玉県立小児医療センター耳鼻咽喉科（科長）兼副部長、目白大学保健医療学部言語聴覚学科教授（耳鼻咽喉科学）、目白大学耳科学研究所クリニック院長などを経て現職。日本耳鼻咽喉科学会専門医、日本耳科学会代議員、日本小児耳鼻咽喉科学会評議員、日本聴覚医学会代議員など。

耳鳴り 難聴
自力でよくなる！
耳鼻科の名医が教える
最新１分体操大全
特大版

編 集 人	小俣孝一
シリーズ企画	飯塚晃敏
編　　集	わかさ出版
編集協力	唐澤由理
	早草れい子
	菅井之生
	髙森千織子
装　　丁	下村成子
D T P	菅井編集事務所
イラスト	デザイン春秋会
撮　　影	文田信基（fort）
モ デ ル	中川朋香
発 行 人	山本周嗣
発 行 所	株式会社文響社
	ホームページ　https://bunkyosha.com
	お問い合わせ　info@bunkyosha.com
印　　刷	株式会社光邦
製　　本	古宮製本株式会社

本書は、2021年6月発行の書籍『耳鳴り 難聴 自力でよくなる！ 耳鼻科の名医が教える 最新1分体操大全』（文響社刊）の内容を抜粋し再構成した特大ビジュアル版です。

本書は専門家の監修のもと安全性に配慮して編集していますが、本書の内容を実践して万が一体調が悪化する場合は、すぐに中止して医師にご相談ください。また、疾患の状態には個人差があり、本書の内容がすべての人に当てはまるわけではないことをご承知おきのうえご覧ください。